感染症と文明

——共生への道

山本太郎
Taro Yamamoto

岩波新書
1314

感染症と文明

目次

プロローグ　島の流行が語ること

ノルウェーとアイスランドに挟まれた北大西洋に、沖縄諸島とほぼ同じ広さを有する一八の火山性の島々からなるフェロー諸島がある。総面積約一四〇〇平方キロメートル、デンマークの自治領である。人々は今も昔も、漁業を主な生業として暮らしてきた。現在、人口は四万八〇〇〇人を少し超えるが、一九世紀半ばには七八〇〇人ほどの住民が暮らしているだけの島であった。

一八四六年、このフェロー諸島で麻疹（はしか）が流行した。この流行を受けて、デンマーク政府は医師の派遣を決めた。医師の名は、ピーター・ルドウィッヒ・パヌム。パヌム、二六歳の時のことであった。

若いパヌムは、精力的に働いた。村々を訪ね、住民に面接調査を行った。誰が村に麻疹を持ち込んだか、村に麻疹を持ち込んだ人間がどこで感染したか――。パヌムは流行について詳細な記録を残した。

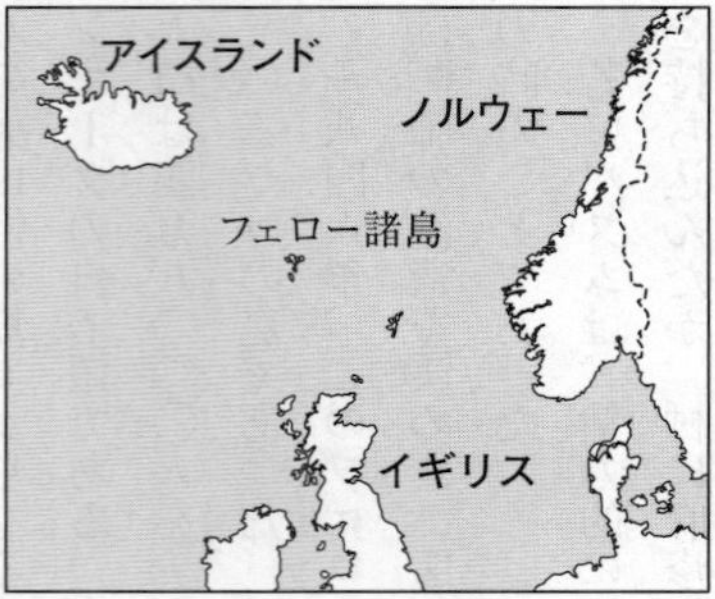

フェロー諸島

流行の記録

記録によれば、島に麻疹を持ち込んだのはチャーネビー村から捕鯨のためにベストマンハウン村へやって来た一〇名の男たちだったという。

一八四六年六月四日のことだった。六月一八日には、咳や結膜炎の症状に引き続き、一〇名の男全員に麻疹特有の発疹が現れた。約二週間後、ベストマンハウン村の住民の間に発疹が現れ、さらに二週間ほど遅れて、最初の感染を免れた住民も麻疹を発症した。

四二の村での調査を通して、パヌムは、感染源への暴露から症状が現れるまでの潜伏期間が平均で一〇－一二日であること、発疹が現れる二日前には患者が感染性をもつこと、隔離が流行防止に対して最終的に有効ではなかったこと、六五歳以上で麻疹を発症した人がいなかったこと、フェロー諸島で起こった最後の麻疹流行は、六五年前の一七八一年で、その時は多くの死者をだしたこと、今回の流行では、死者の数はそれほど多くはなかったが、七八〇〇人の住民のうちおよそ六一〇〇人が感染したことなどを明らかにした。

パヌムは、フェロー諸島の自然や風土についても記している。荒れた土地は真夏でも冷涼で、夏でもストーブの火が欠かせない。風が強く、植生は草本が主体で、樹木はほとんどないが、風が止むと静寂は深い。冬は雪が多く、単色のもの悲しげな風景は、心地よいデンマークの気候とはまったく異なるとある。

パヌムの報告書は、翌一八四七年に発表された。

報告書を基に、彼の地における麻疹流行の再現を試みた（詳細は巻末付録「フェロー諸島における流行の再現」参照）。

流行はどのように広がったか

流行は最初、誰も感染していない、七八〇〇人の島民のところに、一人の感染者が来て始まる。時間とともに感染者の数は増えていく。それに続いて感染から回復し、免疫を獲得した人の数が増加する。流行開始から約三〇日後の時点で、その時点における感染者数は九〇〇人を超え、ピークに達する。ピークに達した後は、集団中に、感受性をもつ人

（すなわち、免疫をもたない人）の割合が低下することによって、流行は緩やかになる。

この計算では、最終的に約六九〇〇人が感染し、流行は約六〇日で終息した。ただし、感染している人の割合は、流行のどの時点をとってみても、全人口の一三パーセント（一〇〇〇人）を超えることはなかった。最盛期には、一日で一七〇人が新規に感染したが、これほど激しい流行にもかかわらず、約九〇〇〇人は最後まで感染を免れた。どうして九〇〇〇人もの人が感染を免れることができたのか。

一九世紀イギリスで起こった天然痘流行の際にも、ひどい流行にもかかわらず、感染を免れた人たちがいた。当時、最も多くの支持を得た仮説に、人から人へ感染を繰り返している間に、天然痘ウイルスの感染性が低下するというものがあった。すべての人が感染する前に流行が終息する理由として、この仮説はもっともらしいものだった。

しかし、モデル計算によれば、流行が終息していく理由として、病原体の感染性が低下する必要はない。流行の進展とともに、感染性をもつ人が接触する人のうち、感受性をもつ人の割合が低下する。そのことが流行終息の主な理由であることがわかる。言い換えれば、最後まで感染しなかった人は、すでに感染した人々によって守られたといえる。専門用語でいえば、これを「集団免疫」（巻末付録参照）と呼ぶ。

例えば麻疹の場合、集団の九三パーセント以上が免疫を獲得すれば、流行は起こらない。あるいは数例の感染が起こったとしても、流行はすぐに終息する。フェロー諸島にこれを当てはめれば、七八〇〇人の住民のうち七二五四人が免疫を保有していれば、病原体が島に持ち込まれたとしても、流行は起こらない。

フェロー諸島では、一七八一年に流行して以来、一八四六年までの六五年間、麻疹の大規模な流行はなかった。その間、一度も麻疹が持ち込まれなかったわけではなかろう。しかし、それが流行を引き起こすことはなかった。理由の一つに集団免疫の存在があったことは間違いない。

太平洋最大の悲劇

一八七五年には、フィジー諸島で麻疹が流行した。この流行は、フィジー王室のオーストラリア公式訪問から始まった。公式訪問に出掛けた王ザコンバウとその息子たちは、シドニーで麻疹に感染した。にもかかわらず、一行を乗せたイギリス軍艦は航海を続けた。患者発生を知らせる黄色い信号旗を掲げることもなく、また、検疫のための沖合停泊を行うこともなく。

公式訪問から帰国した王やその息子を祝うため、各地の族長が一〇〇を超える島々から首都レブカのあるオバラウ島へと集まってきた。続く一〇日間、毎日歓迎の宴が催された。祝宴が終わり、族長たちがそれぞれの島へ帰ったとき、麻疹は一気に総面積一万八〇〇〇平方キロメートルを超えるフィジー諸島全域に広がった。三か月の間に、全人口約一五万人のうち四万人が死亡した。死亡率は二五パーセントを超えた。大人も子供も同じように影響を受けた。

凄まじいとしかいいようのないこのときの麻疹流行は「太平洋の歴史のなかでも最大の悲劇の一つ」として記録されることになった。

ありふれた病気

麻疹が最後まで疫病として流行したのは、北極圏の島々であった。アイスランドでは、一八四六年、一八八二年、一九〇四年と、二〇年ないし三〇年の周期で、麻疹の流行が起こった。一九〇四年の流行は、四月、ノルウェーの捕鯨漁師によってもたらされた。流行は、辺鄙な村の教会でミサが開かれた後、ミサに集まった人々が仲介者となって、全島に広がった。

一九五一年にグリーンランドで起こった麻疹の流行は、処女地における最後の大規模な麻疹流行と考えられている。南部に住む住人四二六二人のうち、感染を免れたのは、わずかに数十人だけだった。肺浮腫による心不全が最も重篤な合併症で、感染者の約二パーセントに見られた。心不全の患者は、一人を除いて、すべて三五歳以上の大人であった。脳炎を発症したものも六人いた。多くの人が肺炎や中耳炎を発症したが、最も頻度の高い合併症は鼻出血であった。

この麻疹流行後、グリーンランドでは結核の新規患者の増加が記録されている。麻疹流行の一か月前にレントゲン検査を受け、異常なしと診断された三五二人のうち、一九人に、流行三か月後の検査で肺浸潤が認められた。一三人は喀痰検査でも結核菌陽性となった。麻疹流行と結核発生の因果関係はわからないが、この年の死亡率は、人口一〇〇〇人あたり一八人を数えた。

グリーンランドの流行を最後に、人口動態に影響を与えるほど大規模な麻疹の流行は地上からその姿を消した。航空機の発達などによって世界が小さくなり、地球に暮らすすべての人が、麻疹に対し、集団としての免疫を獲得したからにほかならない。

麻疹は、あらゆる感染症のなかのありふれた病気の一つになった。いや、フェロー諸島での流行が記録された一九世紀半ばにおいてさえ、麻疹はすでに多くの場所でありふれた病気となっていた。むしろ、孤立した辺鄙な島嶼における麻疹の疫病的流行が例外だったのである。

麻疹と人類史

麻疹は、人類最初の文明が勃興した頃、イヌあるいはウシに起源をもつウイルスが種を越えて感染し、適応した結果、ヒトの病気となった。ヒトが野生動物を家畜化し、家畜化した動物との接触が感染適応機会の増大をもたらした。

ティグリス川とユーフラテス川に挟まれたメソポタミア地方(肥沃な三日月地帯)が、麻疹誕生の地となった。理由は、この地が人類史上初めて麻疹の持続的流行を維持するに充分な人口を有したからにほかならない。

麻疹が社会に定着するためには、最低でも数十万人規模の人口が必要だという。それ以下の人口集団では、感染は単発的なものにとどまり、恒常的に流行することはない。数十万人という人口規模をもつ社会は、農耕が始まり文明が勃興することによって初めて地上に出現した。以降、人類は都市を作り、産業を興し急速に人口を拡大させていった。もちろん数百万年に及ぶ人類史のなかでは、こうした出来事も、きわめて近い過去のものでしかない。

一方、島嶼における人口動態の様相はやや異なる。多くの場合、少人数の住人がいくつかの島々に分かれて暮らす。麻疹は、常に外部から持ち込まれることによって、何十年かに一度、疫病ともいえる大流行を起こす。ただし、流行は一時的なものであり、やがて終息する。フェロー諸島やフィジー諸島、グリーンランドといった辺境で起きた麻疹の流行は、まさにそうした流行の一つであった。

同じことは、島嶼以外の人類集団に対しても起こったに違いない。麻疹のように感染力の強い急性感染症がある時持ち込まれ、流行するが、その集団では人口規模が小さいため、流行を維持することができない。結果、その感染症は消えていく。

その点、麻疹ウイルスは時宜を得た。メソポタミアという人類初の文明揺籃の地に巡り合った。紀元前三〇〇〇年頃人類社会に定着した麻疹は、メソポタミアを常在地としながら周辺地域で突発的な流行を繰り返した。やがて世界各地で農耕が始まり、各地に一定規模の人口を有する社会が出現する。そこを新たな常在地として、麻疹は世界各地へ広がっていった。

紀元前三〇〇〇年頃メソポタミアに誕生した麻疹が、二〇世紀半ば、グリーンランドを最後についに「処女地」をなくす。麻疹が地球の隅々まで到達し定着するのに要した時間は、約五〇〇〇年だった。これほど感染力の強い病気が、処女地をなくすのに五〇〇〇年を要したとは。そのことに驚く。

五〇〇〇年という時間をかけて、麻疹は処女地をなくし、あらゆる感染症のなかのありふれた病気の一つになった。麻疹の生物学的特性が、そうした時間を必要としたわけではない。むしろ人間社会の変化が、ついに麻疹をしてその処女地を失わせ、ありふれた病気の一つに押しやったというほうが正しい。大量輸送を含む交通手段の発達や、世界全体が一つの分業体制に組み込まれていく近代世界システムへの移行が、麻疹流行の様相を変えた。地球上のどのような辺鄙な場所であろうと、疫病的流行をするほど長く、麻疹の流入から隔絶される社会はもはや存在しなくなったのである。

「小児の感染症」

現代社会では、麻疹は「小児の感染症」として知られている。麻疹だけではない。おたふく風邪や風疹、水痘(水疱瘡)といった感染性が強い感染症の多くも、小児の疾病である。

しかしそれは、こうした感染症が小児に対して特に高い感染性をもつことを意味するわけではない。免疫をもたなければ、こうした感染症は、成人に対しても高い感染性を示す。実際、フィジー諸島の麻疹流行では、小児に比較して、感染率も死亡率も成人で高率であった。ただ現代社会のように、成人の多くが免疫を有する社会では、子供たちが唯一の感受性者となる、そのため、これらの感染症が小児の疾病のように見えるだけなのである。社会が変化すれば、小児の感染症が小児の感染症でなくなることもある。かつて、先進国で、ポリオや水痘にそうした傾向が見られた。衛生環境が向上し、家族が以前のように密集して暮らさなくなると、小児期における病原体への暴露機会は少なくなる。子供たちは小児期の感染から逃れ、結果として、思春期や成人での発症が多くなる。

二〇〇七年春、首都圏を中心に大学生の間で麻疹の流行が起こり、多くの大学が休校した。日本では、麻疹は感染症法に基づく定点把握疾患の一つであり、全国三〇〇〇か所の定点小児科より毎週患者発生が報告される（麻疹は二〇〇八年から全数把握疾患となった）。報告によれば、感染のピークは一歳にあり、約半数が二歳以下で感染する。しかし近年、年長者の感染割合は、ワクチン接種率の低下にもかかわらず増加傾向にある。

ワクチン接種は通常、平均感染年齢を上昇させる効果がある。集団でワクチンを接種することによって、免疫をもつ人の割合が増加すれば、小児期における暴露頻度は低下する。その結果、古典的な「小児の感染症」が小児期に発症することは少なくなる(巻末付録参照)。

麻疹をめぐる謎

麻疹は、「処女地」など、孤立した集団で突発的に流行したとき大きな被害をもたらした。一八七五年のフィジー諸島における流行では、全人口の四分の一以上にあたる四万人が、三か月以内という短い期間に死亡した。一九〇〇年にアラスカの孤立したイヌイットの集団で麻疹が流行したときも、死亡率は四〇パーセントを超えた。

青年層における被害が大きいという特徴も、「処女地」における麻疹流行の特徴かもしれない。一八四六年のフェロー諸島における流行を調査したパヌムも、青壮年層における死亡率の高さを疫学的特徴の一つとして書き残している。一八三五年から一八四五年における各年齢層の死亡率を戸籍簿で調べた結果、麻疹流行年の死亡率は非流行年に比較して、一歳から二〇歳未満の年齢層では変化がなかったが、三〇－五〇歳の年齢層では一・五倍にまで上昇していたという。

欧米では、二〇世紀初頭から麻疹による死亡率が大きく低下した。麻疹は、致死的な病気から穏やかな小児期の疾病へと変化していった。予防接種が導入される十数年前にもかかわらず、一九四〇年代の欧米諸国における麻疹死亡は、一〇〇年前の一割程度にまで低下した。同じ時期、極地における突発的流行ではまだ多くの犠牲者が出ていたにもかかわらずである。

開発途上国では現在でも、麻疹による死亡率は高い（五―一〇パーセント）。原因として栄養不良などを挙げる研究者もいるが、一方で、栄養不良は高い死亡率の主因でないとの研究結果もある。いまだに結論を見ていない。

なぜ、麻疹による死亡率が、時代や社会によって、これほどまでに違うのか、麻疹をめぐる謎の一つである。

大きな悲劇、小さな悲劇

パヌムは、麻疹非流行年のフェロー諸島の小児について、故国のデンマークより死亡率が低いと述べている。一〇歳未満児の死亡率は、一〇〇〇人あたり、デンマークが約三六〇であるのに対し、フェロー諸島は約二六〇であった。その結果、フェロー諸島の人々の平均寿命は約四五歳と、同じ時期のヨーロッパ諸国の平均寿命と比較しても長い。当時、ロシアのそれは約二一歳、ドイツは三〇歳、スイスは三五歳、フランス、デンマーク、ベルギーは三六歳、イギリスが三九歳だった。その理由としてパヌムは、フェロー諸島で、少なくとも一八三五年から四五年にかけて天然痘や麻疹、百日咳、猩紅熱といった急性感染症の流行が見られなかったことを挙げている。

百日咳は、百日咳菌による急性呼吸器感染症で、痙攣性の咳発作を特徴とする。現在でも、開発途上国の小児を中心に毎年二〇－四〇万人が死亡している。

猩紅熱は、飛沫感染する発疹性の感染症で、二歳から一〇歳の小児に多く発症する。中耳炎や腎炎、リューマチ熱などを合併することがあり、抗生物質が開発されるまでは非常に恐れられた病気である。

また、パヌムは、島で天然痘が流行した一七〇五年には、ある村が全滅したと書き残している。

このように、急性感染症がいまだ「小児の疾病」となっていない社会では、何十年かの間隔を置いて突発的に流行する急性感染症が、小児だけではなく成人を含めた社会全体に破壊的な影響を与えてきた。そうした影響から社会は何十年かかけて再生する。しかし、それが新たな悲劇の幕開けとなる。人類社会は、そうした「大きな悲劇」を繰り返してきた。その大きな悲劇に終止符を打ったのが、急性感染症の「小児疾病化」であった。

しかし、それは同時に毎年の「小さな悲劇」を生み出した。

社会を破綻させる大きな悲劇を避けながら、小さな悲劇を最小にする、そのためにできることは何か。私たちは、それを歴史に学ぶ必要がある。

単に病原体を根絶することで、それを達成することはできない。病原体の根絶は、マグマを溜め込んだ地殻が次に起こる爆発の瞬間を待つように、将来起こるであろう大きな悲劇の序章を準備するにすぎない。根絶は根本的な解決策とはなりえない。病原体との共生が必要だ。たとえそれが、理想的な適応を意味するものではなく、私たち人類にとって決して心地よいものでないとしても——。

そんな「共生」のかたちを求めて、さぁ、感染症と人類の関係を辿る旅に出てみよう。

第一章　文明は感染症の「ゆりかご」であった

1 狩猟採集社会の感染症

文明以前の人類にとって、感染症はどのようなものであったのか。

小さな集団

イェール大学感染症疫学教室の面々は、アマゾン川流域の先住民を対象として、二種類の感染症の流行状況を調査した。第一は、結核やハンセン病のような慢性感染症。第二は、麻疹や風疹、おたふく風邪、インフルエンザなどの急性感染症である。結果からいえば、第一の慢性感染症は風土病的に流行していたものの、第二の急性感染症の持続的流行は見られなかった。流行の有無は、抗体検査によって調べられた。各年齢層に満遍なく抗体保有者がいる場合は風土病的流行が考えられる。一方、ある年齢以上の住民の大半は抗体を保有しているが、それ以下の年齢層には抗体保有者がいないという場合は、境界となる年齢の住民が生まれた頃に突発的流行があったが、以降流行がなかったことが示唆される。

この結果は、プロローグで述べた、急性感染症は隔離された小規模な人口集団では流行を維持できないという仮説を支持するものであった。こうした感染症だけではない。ある調査によれば体外で何か月にもわたって生き延びることのできるポリオウイルスでさえ、小規模な人口では感染を維持できないという。

私たちの祖先である初期人類は、狩猟採集を生業とした生活を送っていた。そこでは、人々は、もっと小さな人口集団で生活していたと考えられる。そんな初期人類の暮らしと健康はどのようなものであったのだろうか。

初期人類

今からおよそ一〇〇〇万年前、アフリカ大陸を南北に縦走する大地溝帯の活動が活発化し、周囲に隆起帯が形成された。大西洋から湿潤な空気を運んでいた赤道西風はそうした隆起帯に遮られ、大地溝帯の東側を乾燥した草原（サバンナ）へと変えていった。こうして新しく出現した草原に進出した霊長類がいた。私たち人類の祖先である。

それまで森に暮らしていた人類祖先にとって、多くの野生動物が棲む草原は、まったく異なる空間だった。初期人類と野生動物、特に大型野生動物との接触機会は一気に増大した。なかでも、動物が残した糞、あるいは糞で汚染された水への暴露は、野生動物由来の寄生虫への感染機会を増大させることになった。もちろん、そうした寄生虫がヒトからヒトへ感染する機会は、ずっと後に人類が定住生活をおくるようになってからの社会と比較すれば、はるかに少なかったはずではあるが、この時代、ヒトに感染する寄生虫の種類は一気に広がった。

一方、この時代の人類祖先は、新たな環境へ適応しつつも、祖先を共通にもつ他の霊長類の特徴を色濃く残してもいた。初期人類が、他の霊長類同様、小規模の人口集団で、狩猟採集をしながら暮らしていたこともそれにあたる。そうした小規模の集団では、急性感染症は流行を維持できない。ただし、そうした環境でさえ流行を維持できる感染症もある。病原体が宿主体内で長期間生存できるか、あるいはヒト以外に宿主をもつ感染症である。具体的にいえば、ハンセン病(宿主体内で長期間感染能力を維持)、マラリアや住血吸虫症(宿主体外に生存を担保する媒介動物や中間宿主をもつ人獣共通感染症)ということになる。初期人類も、こうした感染症を保有していたはずである。当然その一部は、他の霊長類の感染症を受け継いだものだったに違いない。

現在でも、野生のゴリラやチンパンジーは、結核やマラリアなど、ヒトと共通の感染症を有している。マラリアは、初期人類の間で、すでに感染症として存在していた可能性が高い。悪性マラリアを引き起こす原虫は、今から五〇〇―七〇〇万年前に、チンパンジーとヒトの祖先の間で分化した可能性が高いという。

アフリカ・トリパノソーマ症

当時、アフリカ大陸東部のこの地域は、大型野生動物の総量(単位土地面積あたりの生物重量)が、他のいかなる時代の環境と比較しても高かったという。そのことは、人類祖先が樹上生活を捨て草原に進出したとき、そこには、それまでとは比較にならない豊かな食物の数々が存在していたことを意味する。人類祖先は、大型野生動物の大規模な捕食を開始した。その結果、多くの大型野生動物が絶滅した。しかしすべての大型野生動物が絶滅するという事態は避けることができた。危機的状況を救った要因の一つが、アフリカ・トリパノソーマ症(アフリカ眠り病)であった。

アフリカ・トリパノソーマ症は、トリパノソーマ原虫によって引き起こされる人獣共通感染症である。現在でも、サハラ砂漠からカラハリ砂漠に挟まれた地域に住むヒトや家畜に大きな被害をもたらしている。六〇〇〇万人が感染の危険に晒され、毎年五〇万人が新規発症し、約六万人が死亡している。そのため、日本の面積の四〇倍近い、一五〇〇万平方キロメートルが家畜の飼育に適さない土地となっている。

トリパノソーマ原虫は、サハラ以南のアフリカに広く分布するツェツェバエによって媒介される。この原虫は三億年ほど前に他のトリパノソーマ原虫から分岐し、三五〇〇万年ほど前にツェツェバエによってアフリカ固有の哺乳類に感染するようになった。カモシカやアンテロープといったアフリカ固有の動物に病気を起こすことはない。長い時間の経過が、ある種の適応関係をもたらしたのかもしれない。

初期人類は、アフリカ・トリパノソーマ症が存在しなかったとしたら、食物連鎖の最上位に位置したアフリカの、草原を蹂躙し、大型野生動物すべてを絶滅に追いやったかもしれない。そうなっていれば、その後の人類史は現在と異なるものになっていた可能性さえある。

移動と定住

タンガニーカ湖北部に、総人口八〇〇人ほどの、移動を主とした生活を送っている狩猟採集民がいた。日々の食料を狩猟と採集で賄い、入手できるものはヒヒやハイエナまで食料としていた。ただし、カメを食することはなかった。出産に際しては、臍帯をナイフで切り、かさぶたが剝がれるまで、動物の腱などで縛り、煤と脂肪を混ぜたもので覆った。

この集団を対象に六二人の子供の健康が調査された。結果は、興味深いものであった。栄養不良を示す者はなく、虫歯も見られなかった。四人の子供の便中に条虫が見つかり、三人に鞭毛虫が見つかったが、回虫や鉤虫は見つからなかった（条虫、鞭毛虫、回虫、鉤虫はいずれも腸管寄生虫）。水虫をもっている者は多数いたが、麻疹や風疹といった感染症は見られなかった。子供は一〇歳くらいになると鳥や小動物を狩るようになり、そうすると一般に親元を離れ他の集団に加わることになっていた。

人口が小規模であるという以外に、狩猟採集社会を特徴づけるものとして、「移動」がある。この狩猟採集民たちは、移動の際に、しばしば重度の病気で死にそうな人を置き去りにした、とある。獣を狩り、植物を採集する自然資源に依存する生活では、一つ場所に定住することは困難になる。定住は、周辺の自然資源の枯渇をもたらし、集団を破滅的な状況に追いやるためである。人々は、周辺の自然資源が再生するように移動を繰り返した。

移動社会は、定住社会より、糞便などからの再感染が少ない。というより、定住することによって、自らの糞便への接触機会が増大したという方が正しいかもしれない。同じ場所に長く居住することになれば、居住地のそばに集積する糞便との接触機会が増えることは容易に想像がつく。糞便との接触は、消化器系の感染症や寄生虫感染を増加させる。汚染された生活用水を介して起こる流行もあったに違いない。一般論として、定住社会は移動社会と比較して、感染症が流行しやすい土壌を提供することが多い。

先史時代の寄生虫

アメリカ・ネバダ州の洞窟で発見された先史時代住民の糞石を対象として、寄生虫性疾患の痕跡が調査されたことがある。糞石とは、動物や人間の排泄物である糞が化石化したものを指す。花粉や寄生虫といった糞石中の内容物を分析することにより、当時の食生活や人々の健康状態を推測することができる。糞石研究は土壌酸性度が低い新大陸アメリカにおいて発展した。日本のような酸性土壌では糞石のような有機物は残存しにくい。

糞石からは、寄生虫の卵も幼虫も発見されなかった。調査にあたった人類学者たちは、先史時代の住民が消化器系の寄生虫性疾患と比較的無縁な生活を送っていた可能性があると結論づけた。

この調査結果はまた、大胆な推論へと私たちを導く。腸管寄生虫のうち鉤虫、回虫、鞭毛虫はヒトだけに寄生する。これらの寄生虫は、土壌中で卵が孵化したり、幼虫が発育したりすることによって初めて感染が可能になるが、土壌中での卵の孵化や幼虫の発育にはセ氏二〇度程度の温度が必要である。

一方、ネバダ州の洞窟にいたアメリカ先住民の祖先は、約二万五〇〇〇年前に南方からシベリアに進出した古モンゴロイドが、最終氷期に陸地になっていたベーリング海を渡り、新大陸に到達したと考えられている。古モンゴロイドの集団は、ベーリング海が海に戻る一万四〇〇〇年前までに、何世代もかけて、シベリアを、そしてアラスカを越えてアメリカ大陸を南下して行った。問題は、これら腸管寄生虫が、シベリアやアラスカといった極寒地で、感染環を維持できたのかということになる。糞便中の寄生虫卵が、寒さのため、土壌中で孵化あるいは生育できなかったとすれば、そこで寄生虫の感染環は途切れるはずである。このことは、アメリカ先住民の祖先が、北極圏を通過することによって、意図せず、寄生虫を駆除したという可能性があることを示している。

一方、アメリカ先住民たちの間では、花菜(アカザ)が伝統的に食されていた。花菜は、荒地などにも生える一年草である。若葉は紅紫色に染まり、芽の芯が赤いところからこの名がつけられた。寄生虫駆虫薬としての作用をもつことが知られている。現在でも駆虫薬として花菜を使用している地域が残る。いつの頃か、アメリカ先住民の間でも、寄生虫感染が見られるようになったのかもしれない。一方で、こうした例は、疾病に関連する人々の行動には、適応的傾向があることを示唆する。同様の適応的行動はチンパンジーやゴリラにも見ることができるという。高等霊長類に共通する、疾病に対するこうした適応的行動は、進化の古い時代において遺伝子に組み込まれたものなのかもしれない。

不健康だったか?

先史時代の重要な感染症として、寄生虫感染症以外に、炭疽(たんそ)症とボツリヌス症の二つの人獣共通感染症を挙げることができる。

炭疽症は、炭疽菌によって引き起こされる。ヒトへは、感染動物の毛皮や肉から感染する。皮膚からの感染が最も多いが、芽胞の吸引や、汚染した肉を食べることによっても感染する。皮膚炭疽症は、炭疽菌が皮膚の小さな傷から侵入することによって起こる。感染後数日で丘疹が現れ、丘疹はやがて崩壊し潰瘍となり、黒いかさぶたを作る。高熱が出て、未治療の場合、致死率は一〇―二〇パーセントになる。肺炭疽症は、炭疽菌を吸引した場合に起こる。インフルエンザのような症状を示し、高熱、咳、血痰を出す。致死率は九〇パーセントを超える。腸炭疽症は、炭疽菌が食物とともに摂取されたときに起こる。高熱、嘔吐、腹痛、腹水貯留、下痢を主症状とし、致死率は、二五―五〇パーセントになる。ボツリヌス症は、ボツリヌス菌が産生する毒素によって引き起こされる。ボツリヌス菌は、嫌気性菌で、獣肉食などによって起こる。毒素は神経系を犯し、症状としては、四肢の麻痺が見られる。重症の場合は、呼吸筋が麻痺し死に至る。通常、発熱はなく、意識は最後まで清明である。一九四五年から一九六二年までの間に、アラスカに住むイヌイットの間で、少なくとも一八回の集団発生がみられた。総計で五二人が発症し、二八人が死亡した。どちらの感染症も、狩猟による獣肉食と深い関係をもつ。ヒトからヒトへの感染はないが、菌は芽胞の状態で何十年も生き続ける。こうした特性が、この時代、二つの感染症を人類にとって重要な感染症とした。

こうした感染症を除けば、先史時代人類は、比較的良好で、健康な生活を送っていたと考えられる。現代と比較して、がんの原因となる化学物質などへの暴露や、運動不足による生活習慣病は少なかったに違いない。現代の遊牧民を対象とした調査でも、肥満や糖尿病、高血圧といった生活習慣病の報告はほとんどない。唯一に近い例外として、先史人類に関節炎が多かったという報告があるくらいである。乳幼児期の事故や青年期の外傷を乗り越えた、先史時代人類の成人期の健康状態は、疾病の種類は少なく、比較的良好だったのかもしれない。少なくとも、先史時代人類が、暗い洞窟の中で感染症に悩まされながら非衛生的な生活を送っていたといったイメージは、かなり現実とは異なるものに違いない。

2　疫学的転換

人類と感染症の関係において転換点となったのは、農耕の開始、定住、野生動物の家畜化であった。

人口の増加

農耕の開始は、それまでの社会のあり方を根本から変えた。

第一に農耕は、単位面積あたりの収穫量増大を通して、土地の人口支持力を高めた。第二に、定住という新たな生活様式を生み出した。定住は、出産間隔の短縮を通して、さらなる人口増加に寄与した。狩猟採集社会における出産間隔が、平均四―五年であったのに対し、農耕定住社会における出産間隔は、平均二年と半減した。移動の必要がなくなり、育児に労働力を割けるようになったことが大きい。ちなみに、樹上を主たる生活場所とす

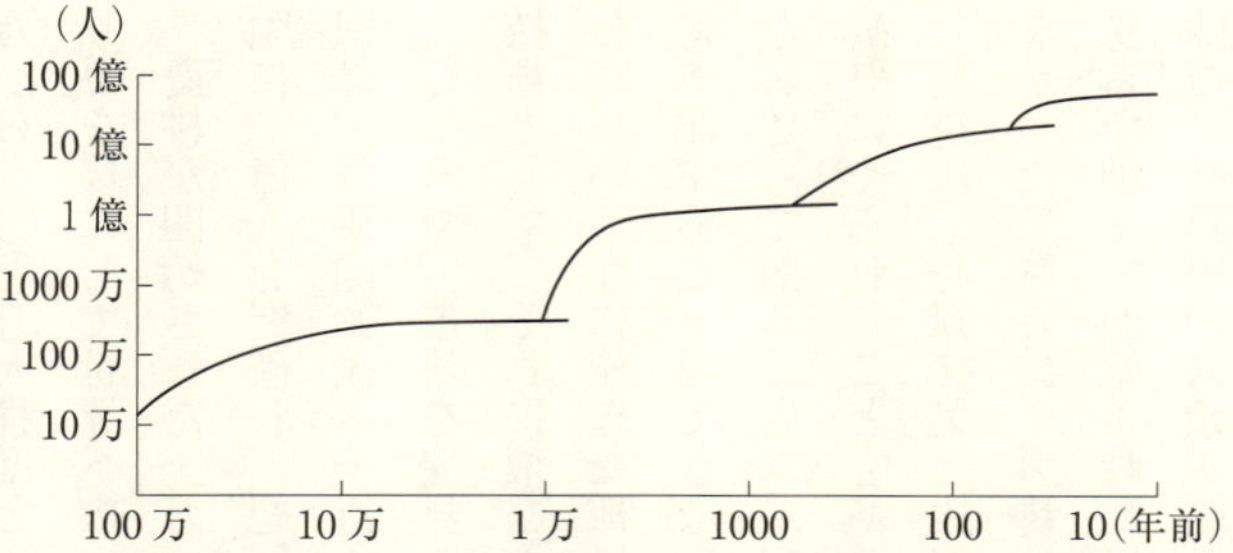

図 1-1　地球人口の推移(大塚柳太郎と鬼頭宏による)

る他の霊長類を見てみれば、チンパンジーの平均出産間隔は約五年、オランウータンのそれは約七年となっている。オランウータンの出産間隔は霊長類のなかで最も長い。

もちろん一直線に人口が増加したわけではなかろう。農耕が初期において、人々の栄養状態を悪化させたこともあったろう。短期的には、停滞も起きたに違いない。しかし長期的傾向として、人口は増加を続けた（図1-1）。

有史以前の人口は、土地の人口支持力から逆算することによって推定される。ある計算によれば、前期旧石器時代（約一五〇万年前）の狩猟採集民一人の生存に必要な土地の面積は、およそ二六平方キロメートルだったという。単純に計算すると、一平方キロメートルあたりの人口支持力は、〇・〇三八人だったことになる。後期旧石器時代（約五万年前）に入る頃には、それが〇・一人にまで上昇し、新人類が出アフリカを果たした当時（五―七万年程前）の人口は、数十万から一〇〇万人程度となっていた。そのうちの数百人、多くても二〇〇〇人程度がアフリカを後にして世界へ広がっていった。

農耕が開始された一万一〇〇〇年前頃には、人口は五〇〇万人となり、紀元前五〇〇〇年頃に一億人を突破し、紀元前後に約三億人となった。五万年かけて二〇倍になった地球人口は、農耕開始後、一万年で二〇倍に、その後二〇〇〇年でさらに二〇倍に増加した。

ところで、農耕を発見したとき、人類は、狩猟採集より高い食物収量を保証する革新的技術として、それに飛びついたのだろうか。実際の状況はそれほど単純ではなかったかもしれない。春に植えた種は秋に収穫される。しかし、春から秋にかけて起こることを正確に予測することはできない。農耕がそれまでに経験したことのない試みであったとすれば、なおさらである。洪水が起こることもあるだろう。旱魃が襲うこともあるだろう。作物が病気にやられることもあるだろう。あるいはイナゴの大群が来襲するかもしれない。

農耕は、狩猟採集と比較して、特にその初期において決して期待収益性の高い技術ではなかった。さらに、農耕は狩猟採集より長時間の労働を必要とする。農耕は、狩猟採集の傍らで細々と開始されたに違いない。農耕が開始された後でさえ、人々は狩猟や採集を続けた。その頃の人類が農耕の潜在的可能性を完全に理解していたとは考えにくい。しかし結果としてみれば、その農耕が以降の人類史を大きく変えていくことになったのである。

野生動物の家畜化

農耕・定住の開始とほぼ同じ頃、同じ場所で起こった出来事に、野生動物の家畜化がある。いまから一万一〇〇〇年ほど前、ティグリス川とユーフラテス川に挟まれたメソポタミアの地で起こった。現在のイラクにあたる。

家畜は、いくつかの点で人間社会を変えた。第一に、家畜の糞は質のよい肥料となった。第二に、牛や馬は耕作可能面積を広げた。例えば、ロッキー山脈の東側の北アメリカ大平原に暮らす先住民は、長く川沿いの谷間でのみ農業を行ってきた。それは、谷の土地が柔らかく、人力で耕せたからにほかならない。硬土に覆われた台地での耕作が可能になったのは、一九世紀にヨーロッパから家畜と鋤技術が到来してからのことであった。第三に、家畜は余剰作物の貯蔵庫として機能した。余った作物を餌とすることによって、家畜は、飢饉の際の食料となりえた。決定的な解決策ではなかったかもしれないが、ぎりぎりのところでは、家畜の存在が生存の成否を決めることがあったに違いない。野生動物の家畜化は、そうした影響を通して、人口増加に寄与した。

農耕開始以降、あるいはそれ以前から、狩猟採集は報酬の少ない労働となってきていた。乱獲が自然資源を減少させ、それが人類をして、農耕や家畜化へと向かわせたという説がある。そのような例として、イースター島の例が知られている。

イースター島

ポリネシア三角の東端に位置するイースター島は、チリの首都サンティアゴから西へ三七〇〇キロ、タヒチから東へ四〇〇〇キロに位置する。全周六〇キロ、面積一六〇平方キロ余、現地語で「ラパ・ヌイ＝広い土地」と呼ばれる。周囲に島らしい島はない、太平洋上の孤島である。最も近い島からでも四一五キロ、人の住む直近の島からは二〇〇〇キロもの距離がある。

西暦五〇〇年頃、人類はこの島へ到達した。家禽であるニワトリとともに。太平洋の横断には木彫りの舟が使用された。イースター島は当時、巨大椰子が茂る緑豊かな島だった。西暦七、八世紀頃には祭壇が作られるようになり、遅くとも一〇世紀には石造りのモアイ像が製作され始めた。それは一七世紀頃まで続いた。しかし、モアイ作りは突然終わりを告げる。過度の森林伐採による環境破壊が原因だった。森を失った島からは、大量の表土

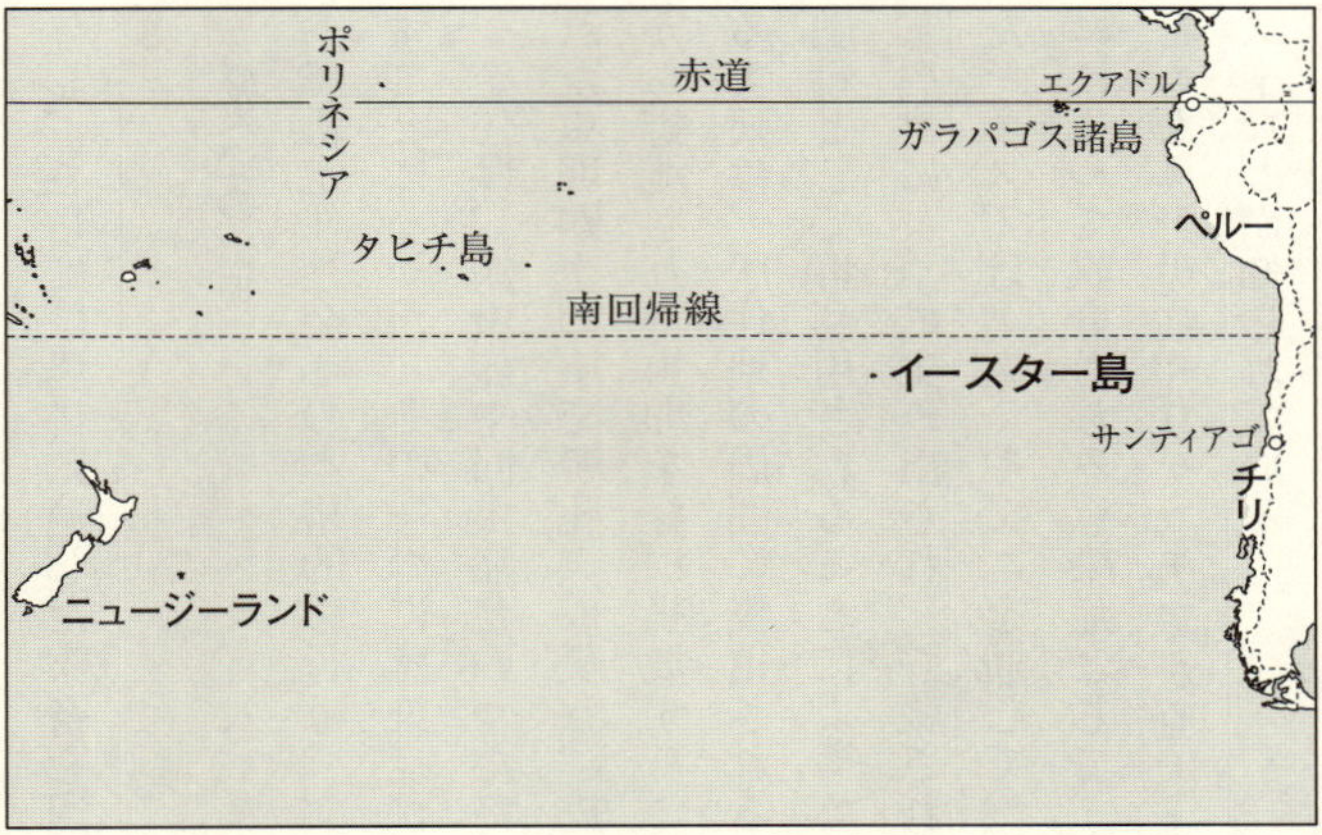

イースター島周辺地図

が流れ出した。土地は痩せ、海は汚れた。食料不足は深刻なものとなっていった。

住民がニワトリを主要な食料源とし始めたのはその頃からだったという。野鳥や小型鯨が食料として確保できていた間、ニワトリが住民の主要な食料源となることはなかった。遺跡から発掘される動物たちの骨が、その事実を物語る。

農耕や野生動物の家畜化が始まった要因として、地球気温の上昇を挙げる研究者もいる。約一万年前、最後の氷河期が終わった。以降地球は間氷期を迎え、温暖で安定な時代が続く。現在を含めてこの時代は「奇跡の一万年」と呼ばれる。この温暖な気候が、農耕に適した土地と、野生植物の生息域の拡大に寄与し、さらには農耕に適した家畜を選択する余地を与えたというのである。

感染症の出現

農耕定住社会への本格的移行は、文明を育む一方で、私たち人類に多くの試練をもたらすことになった。その一つに感染症がある。

定住は、鉤虫症や回虫症といった寄生虫疾患を増加させた。鉤虫症は、糞便から排泄された虫卵が土の中で孵化、成長し、皮膚から感染することによって起こる。回虫症は、便から排泄された虫卵を経口摂取することによって起こる。定住地において、人々が排泄する糞便は、居住地の周囲に集積される。それによって寄生虫の感染環が確立する。糞便が肥料として再利用されることによって、それはより強固なものとなった。

農耕によって生み出され、貯蔵された余剰食物は、ネズミなど小動物の格好の餌となった。ネズミは、ノミやダニを通して、ある種の感染症をヒト社会に持ち込んだ。ノミやダニによって媒介される感染症として、小児関節炎を起こすライム病、発熱や悪寒に潰瘍をともなう野兎(やと)病、リケッチアが原因となるコクシエラ症(Q熱)やツツガムシ病、そしてペストなどが知られている。

家畜に起源をもつ感染症

野生動物の家畜化は、動物に起源をもつウイルス感染症をヒト社会に持ち込んだ(表1-1)。天然痘はウシ、麻疹はイヌ、インフルエンザは水禽、百日咳はブタあるいはイヌに起源をもつ。いうまでもないことだが、これらの動物は、群居性の動物で、ヒトが家畜化する以前からユーラシア大陸の広大な草原で群れをなして暮らしていた。

ヒトから家畜に感染した病原体もある。例えば、ウシ型結核菌は、ヒト型結核菌にその起源をもつ。遺伝子解析から、ウシ型結核菌は、三万数千年前にヒト型結核菌から分岐したことが示唆されている。

家畜に起源をもつ病原体は、増加した人口という格好の土壌を得て、ヒト社会へ定着していった。専門的な言葉で言えば、病原体は新たな「生態学的地位」を獲得した、ということになる。

生物にはそれぞれ、生きていく上で不可欠な環境がある。生物は生態系のなかで、こうした環境を巡る争奪競争を行っている。そうした競争に生き残って得た地位を、生態学的地位(ニッチ)と

表1-1　家畜から人類に感染したと考えられる病気

人間の病気	最も近い病原体をもつ動物
麻疹	イヌ
天然痘	ウシ
インフルエンザ	水禽(アヒル)
百日咳	ブタ，イヌ

呼ぶ。新たな生態学的地位の出現は、生物に適応放散のような進化的変化をもたらす。目覚ましい適応放散の例として、今から五億年あまり前の先カンブリア時代に起きた多細胞生物の出現が知られている。この時期、今日見られる動物の「門」がすべて出そろった。先カンブリア時代には、深海から浅海へ進出した生物が光合成を開始した。大気中の酸素濃度が上昇し、オゾン層が形成された。オゾン層が太陽からの紫外線を遮断したことによって、陸上が新たな生態学的地位を提供した。新たな生態学的地位の出現によって、地球上の生物は一気に多様化した。似たようなことが動物に起源をもつ病原体でもみられた。ヒトの感染症の種類は野生動物の家畜化によって一気に増加した。

新たな生態学的地位の出現と病原体の多様性の獲得ということでいえば、マラリア原虫の例もある。マラリア原虫内のミトコンドリア遺伝子の研究から、マラリア原虫が二〇〇〇万年から四〇〇〇万年前に急速に多様化した可能性が示されている。この時期は、恐竜の絶滅(六五〇〇万年前)に引き続く哺乳類の適応放散の時期に一致する。哺乳類という宿主の爆発的増加が、マラリア原虫に新たな生態学的地位を提供し、それによって寄生原虫の多様化が引き起こされたのかもしれない。

以上をまとめると、図1-2のようになる。農耕の開始は食料増産と定住をもたらした。

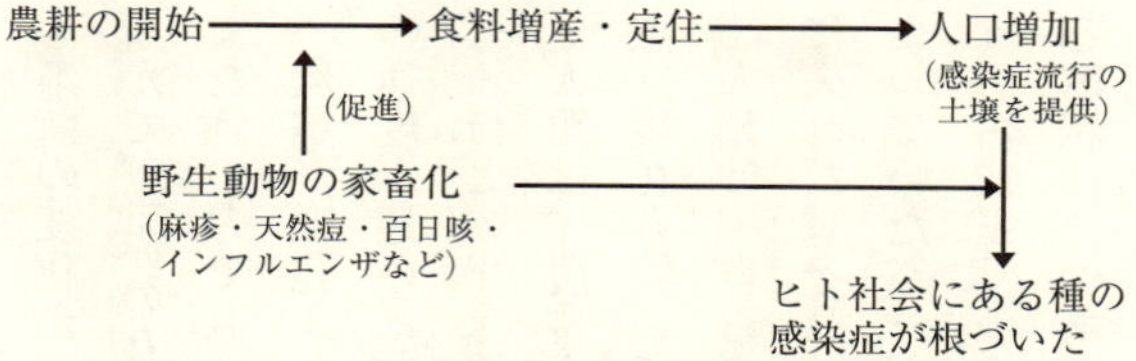

図1-2　農耕の開始と感染症の出現

食料増産と定住は人口増加をもたらし、これが新たな感染症の流行に格好の土壌を提供した。一方、野生動物の家畜化は、耕作面積の拡大などを通して食料増産に寄与した。同時に、本来野生動物を宿主としていた病原体は、ヒトという新たな宿主（生態学的地位）を得て、多様性を一気に増加させた。

病気とは何か

健康と病気は、ヒトの環境適応の尺度とみなすことができる。ここでいう環境とは、気候や植生といった生物学的環境のみでなく、社会文化的環境を含む広義の環境をいう。この考えは、次のリーバンの定義と重なる。

「健康と病気は、生物学的、文化的資源をもつ人間の集団が、生存に際し、環境にいかに適応したかという有効性の尺度である」

こうした考えの下では、病気とは、ヒトが周囲の環境にいまだ適応できていない状況を指すことになる。

一方、環境は常に変化するものである。このことは、環境への適応には、適応する側にも不断の変化が必要になることを意味する。こうした関係は、小説『鏡の国のアリス』のなかで、「赤の女王」が発した言葉を想起させる。「ほら、ね。同じ場所にいるには、ありったけの力でもって走り続けなくちゃいけないんだよ」

環境が変化すれば、一時的な不適応が起こる。変化の程度が大きいほど、あるいは変化の速度が速いほど、不適応の幅も大きくなる。農耕の開始は、人類にとって環境を一変させるほどの出来事であった。長い時間のなかで、比較的良好な健康状態を維持していた先史人類は、農耕・定住を開始した結果、変化への適応対処に苦慮することになり、その苦慮は現在も続いている、ということなのかもしれない。

人類は、自らの健康や病気に大きな影響を与える環境を、自らの手で改変する能力を手に入れた。それは開けるべきでない「パンドラの箱」だったのだろうか。多くの災厄が詰まっていたパンドラの箱には、最後に「エルピス」と書かれた一欠片が残されていたという。古代ギリシャ語でエルピスは「期待」とも「希望」とも訳される。パンドラの箱を巡る解釈は二つある。パンドラの箱は多くの災厄を世界にばら撒いたが、最後には希望が残されたとする説と、希望あるいは期待が残されたために人間は絶望することもできず、希望と共に永遠に苦痛を抱いて生きていかなくてはならなくなったとする説である。パンドラの箱の物語は多分に寓意的であるが、暗示的でもある。

第二章　歴史の中の感染症

1　古代文明の勃興

古代文明は、自らが育んだ感染症にどう対処したのか。

メソポタミア文明

農耕の開始は、定住以外にもさまざまな影響を社会にもたらした。農耕社会は、ある種の社会機構、別な言葉でいえば支配機構を必要とした。すなわち、生産を管理し分配する王権機構や官僚機構であり、それを正当化する宗教機構である。それらを支えたのが、農耕が生み出す余剰食料だった。余剰食料によってもたらされた社会機構が食料増産に寄与し、さらなる余剰食料を産み、社会機構を堅固に複雑にそして大規模なものにしていった。文明の勃興である。

いまから約五〇〇〇年前、「肥沃な三日月地帯」メソポタミアに都市国家が成立した。西暦でいえば、紀元前三五〇〇年頃のこととなる。メソポタミアとは、ギリシャ語で「複数の河の間」という意味である。文明揺籃の地が、ティグリス川とユーフラテス川に挟まれた地域であったことからこの名前がついた。メソポタミア文明はこの地に生まれた文明の総称であり、世界最古の文明に属すると考えられている。

メソポタミア文明は、月の満ち欠けで年月をはかる太陰暦を採用し、六十進法による計算方式と楔形文字をもっていた。文明を創った民族はシュメール人といわれているが、その系統は明らかでない。

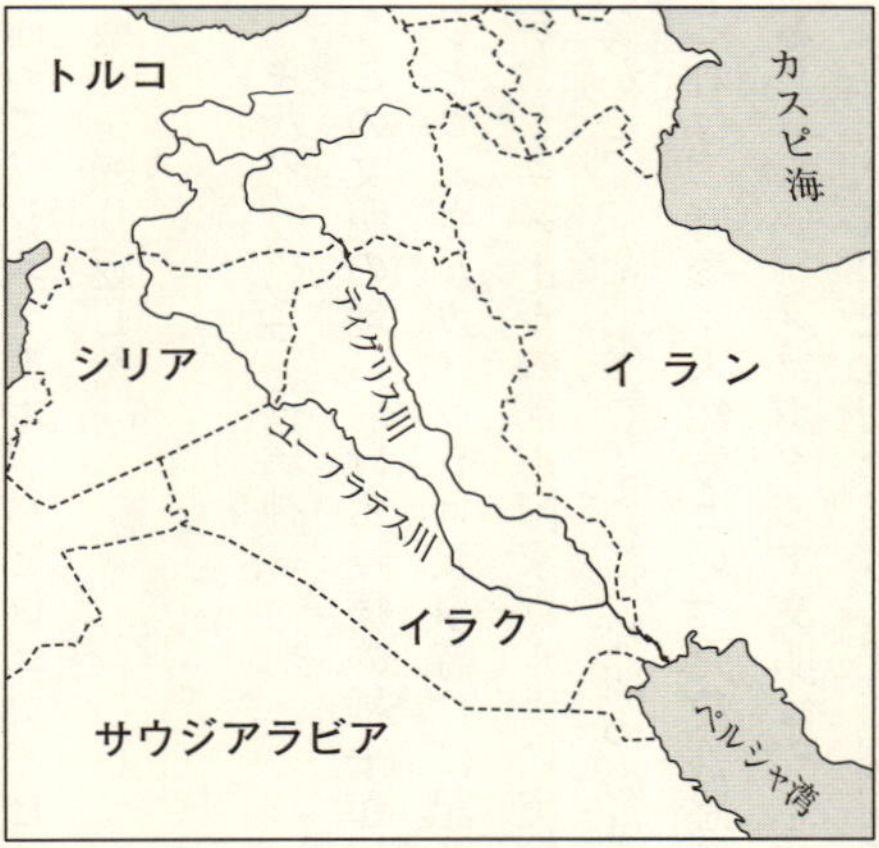

メソポタミア地方周辺

メソポタミアの地に文明が誕生したのは、この地が、麦(農耕)と羊(家畜化)の原産地だったことと関係している。約一万一〇〇〇年前、この地で麦を栽培する農耕が始まった。それが文明の勃興へとつながった。沖積土で覆われた土地は非常に肥沃で、麦の収量倍率(一粒の麦から何粒の麦が収穫できるかという倍率)は七〇倍にも上ったという。この肥沃な大地を巡って、シュメール、バビロニア、ヒッタイト、アッシリア、ペルシャといった諸帝国が興亡を繰り返した。

ギルガメッシュと疫病神

この文明の地における疫病の様子が、一九世紀にアッシリア遺跡から発見された遺物のひとつ『ギルガメッシュ叙事詩』に記されている。叙事詩の名は、主人公ギルガメッシュが、シュメールの都市国家ウルクに実在した王であることからこの名が付いた。叙事詩のなかで、「大洪水よりまし」な四つの災厄の一つとして、疫病神の到来が挙げられている。これは、麻疹や天然痘といった急性感染症が文明を周期的に襲ったことを示しているのかもしれない。メソポタミア文明は、急性感染症が定期的に流行するために必要なだけの人口規模を人類史上初めてもちえた文明であった。

大洪水によって文明が消滅することがなかったように、急性感染症も文明を完全に破壊することはなかった。逆に、急性感染症の存在が、文明の中心地を狙う周辺の人口集団に対する生物学的障壁として働いた可能性もある。

急性感染症を保有する社会は、その流行によって一定程度の人口が恒常的に失われる。

しかし生き残った人々は免疫を獲得し、獲得した免疫によってそれ以後の感染を免れる。一方、急性感染症を保有しない社会――恒常的流行のない社会――では、感染症が日常的に被害をもたらすことはない。しかしひとたび感染症がその社会に持ち込まれた場合、その被害は、感染症を保有する社会とは比較できないほど大きなものになる。

その結果、以下のようなことが起こる。急性感染症をもたない文明の周辺に位置する人々は、感染症をもたないことで享受する健康と人口増加圧力で、文明の中心部を狙う。しかしそうした周辺部の人々が、ひとたび文明中心部の人々と接触すると、文明が保有する感染症によって、人口動態に変化を及ぼすほどの影響を受ける。周辺部の集団が、新たな文明の担い手となるには、そうした、文明が保有する生物学的障壁を乗り越える必要がある。こうした両者の関係は、歴史のなかで繰り返し現れる。

ギルガメッシュ叙事詩にはこんな物語も残されている。当時からメソポタミアは森林資源が乏しかった。王ギルガメッシュは、町を建設するための木材が欲しい。そこで、親友のエンキドとともに旅に出る。祟りがあるから止めておけという周囲の制止を振り切って。森にはフンババという精霊が棲む。精霊フンババは、森を守るためにギルガメッシュたちと戦うが、最後はエンキドによって頭を切り落とされてしまう。切り落とされた頭は桶のようなものに入れられる。フンババが殺された後、「ただ充満するものが山に満ちた」とある。こうして森は神から解き放たれ、人間のものになった。

エンキドをたたら場のエボシ、フンババをシシ神と置き換えれば、映画『もののけ姫』と同じだ。文明の発展と自然破壊――。

自然破壊は、やがて人間へのしっぺ返しとなって戻ってくる。メソポタミアの地では、森林伐採は土地の砂漠化と塩害をもたらした。それが文明衰退の原因となった。

黄河と揚子江

極東に近いアジアでは、紀元前六〇〇〇年頃から黄河氾濫原で農耕が飛躍的な進歩を遂げた。農耕の主役は、稲の栽培だった。ちなみにメソポタミアでは麦、東アジアでは、ヒエやアワと稲、新大陸ではトウモロコシとジャガイモが農耕初期の主要な作物であった。

稲作は、灌漑などの大規模な土木技術を必要とした。灌漑は、氾濫原を農地へと変えた。堤防の構築、排水技術の導入、運河の建設といった技術と、技術を使う専門の職人たちの存在を支えたのは、余剰食料と統治機構の存在であった。こうして黄河氾濫原であった地に文明と呼ぶべき社会が勃興していった。

一方、中国大陸におけるもう一本の大河である揚子江(長江)の流域で本格的な開発が始まったのは、漢王朝の終焉後(西暦三世紀半ば頃)のこととなった。黄河流域と揚子江流域の人口比率は、前漢(一世紀)時代に九対一であったものが、八世紀に六・五対三・五となり、一一世紀に入って三・五対六・五と逆転する。

揚子江流域の開発が黄河流域より一〇〇〇年ほど遅れた理由に、風土病の存在があった。気候が温暖で、雨量が多いこの地の気候は、黄河氾濫原より農耕の発達に有利に働いた可能性が高い。にもかかわらず両者にこれほどの時間的差異が生じたことには、風土病のほかに原因が見出せない。中国の歴史家司馬遷(紀元前一四五年―?)も『史記』のなかで、「揚子江以南の地は湿潤で、成人男子は若くして死ぬことが多い」と記しているという。

文明の疾病レパートリー

住血吸虫という寄生虫の卵が、揚子江中下流域の湖南省で発掘された、二〇〇〇年以上も前のミイラから発見された。住血吸虫は、ヒトと淡水巻貝を宿主とする寄生虫で、感染すると、死亡率は低いが、衰弱したり、発育に影響を及ぼしたりする。重症の場合は膀胱、消化管、肝臓などに慢性の障害を起こす。住血吸虫がいつヒトの感染症となったか定かではないが、私たちの祖先が淡水を生活や農業に利用するようになったとき、この寄生虫は人類と切っても切れない関係をもつことになった。

紀元前三世紀頃の中国では、鉤虫症を「食べられるのに怠けて働かない黄色い病」と呼んだという。貧血によって引き起こされる嗜眠のため、こうした呼び名がついた。鉤虫は消化管に寄生する寄生虫で、鉄欠乏性貧血を主とする症状を引き起こす。そのため、患者は衰弱し嗜眠傾向となる。

こうした寄生虫疾患以外にも、マラリアやデング熱は、現在でも中国南方域に偏った分布をもつ。カラアザール(内臓リーシュマニア症)だけが唯一の例外で、北方に多い。カラアザールとは、リーシュマニア原虫によって引き起こされる感染症で、サシチョウバエが媒介する。二—六か月の潜伏期間の後、肝臓、脾臓の腫脹、腹部膨満、高度の貧血が現れる。中国、南アジア、中近東、北アフリカ、中南米で流行が見られる。

文明が周辺地域へ拡大する際には、乾燥や寒冷といった気象条件や、山脈や海洋といった地理条件が障壁として働くことが多い。しかし、黄河と揚子江の例は、感染症が文明拡大に対する障壁として作用することを示す。

それでも黄河氾濫原の文明は、やがて揚子江流域をその影響下に置くことに成功する。

それは同時に、黄河文明が、新たな感染症を自らのレパートリーに加えたことを意味する。文明の保有する疾病レパートリーは、そうして豊かなものになっていくのである。

インダス文明

インド亜大陸は、極寒のヒマラヤから灼熱のデカン高原まで、また、雨の降らない北西タミール地方から年間降雨量が一万ミリを超えるアッサムやベンガル地方までを抱える。ここに初めて文明が成立したのは、紀元前三〇〇〇年頃のことだという。インダス川がヒマラヤ高地から流れていく間の、しだいに砂漠が増えていく半乾燥地帯に文明は興った。古代メソポタミアやエジプトと同じ景観をこの地の文明も共有した。この文明をインダス文明と呼ぶ。インダス文明では、大河の周囲に大小の都市国家が成立した。雪解け水を運ぶ川は、交通路として各都市を結び、都市で作られた産物はアラビア海を越えてメソポタミアへも運ばれた。

紀元前一五〇〇年頃、アーリア民族が、中央アジアからカイバル峠を越えてインドに侵入してきた。その侵入が契機となって、それまで文明を担ってきた人々は南インドへと移住し、紀元前八世紀頃にはアーリア人による文明がインド北西部に成立した。

同じ頃、インド亜大陸の東側、ガンジス川流域にも小都市国家が成立しはじめた。モンスーンによって豊かな雨がもたらされるガンジス川流域はインドにおける農耕最適地の一つであったが、同時に高温多湿の気候は、同地を濃厚な感染症流行地としていた。インド北西部の社会とガンジス川流域の社会が保有する「疾病レパートリー」は等価ではなかった。地域差は、中国におけるそれよりはるかに大きなものであったかもしれない。

感染症とカースト制

高温多湿のガンジス川流域文明の感染症は、インダス川流域文明の住人を圧倒した。それがインド社会にカースト制度をもたらしたという研究者もいる。カースト制度とは、紀元前一三世紀頃のアーリア人のインド支配にともなって作られた階級的身分制度である。階級間の移動は認められておらず、階級身分は親から子へ受け継がれる。結婚も同じ階級身分内で行うことを規定した社会制度である。人種差別的制度であり、現在は憲法で禁止されている。

そのカースト制度について、歴史研究家であるウィリアム・マクニールは、著書『疫病と世界史』の中で以下のように述べている。

「もちろん、ほかにもさまざまな要素や考え方が、インド社会におけるカスト原理の形成と維持に影響している。だが、カストの枠を超えて身体的接触を持つことに対する禁忌（タブー）の存在、そうしたタブーをうっかり犯してしまった場合に体を清めるため守るべき念入りな規定、これらは、インド社会において次第にカストとして固定していったさまざまな社会集団の間で、相互に安全な距離を保とうとした時に、病気へのおそれがいかに重要な動機だったかを暗示する」

文化人類学者である川喜田二郎も、カースト制度の起源に、浄不浄によって社会の構成員の交流を管理し、感染症流行を回避しようとした意図があったと、先述のマクニールと同じ説を展開している。もちろん反対意見もある。

一方、疫学の視点からいえば、これは、選別的交流を行っている集団における感染症流行の問題に置き換えることができる。

人々の交流パターンと感染症

感染症流行の様相は、人々の交流パターンによって規定される。人々の交流パターンは、大きく二つに分けることができる。「ランダムな交流」と「選別的交流」である。選別的交流は、さらに、正の選別的交流と逆選別的交流に分けられる。前者は、同じ社会人口学的属性の人々が選択的に交流することをいい、後者は、属性が異なる人々が選択的に交流することをいう。理論的には想定できるが、現実社会で逆選別的交流を見ることはほとんどない。人々の行動の大半は、同質な集団のなかの交流で完結することが多く、異なる行動様式をもつ人々があえて関係性を求め合うという状況は、社会学的には想定しにくいものなのである。

つまり、大半の社会は正の選別的交流をもつが、カーストは、なかでもこの正の選別的交流を強化する社会制度ということになる。

感染症の数理モデルによれば、病原体が社会に持ち込まれたとき、ランダムな交流の下では、初期の流行が緩やかとなる一方で、最終的な流行規模は選別的交流の場合より大きくなることが知られている。他方、カースト制度下のような選別的交流が強化された社会では、流行初期に、感染がより早く拡大するが、最終的な流行規模は小さくてすむ。

一方、カースト制度が感染症の温床となった例も知られている。カラアザールの患者が、家畜と直接接触するカーストの間で多く見られたというのである。

疫学的にいえば、カースト制度が感染症の流行拡大を回避するための社会制度だったとする説は、必ずしも妥当だとはいえないことになる。もちろん、歴史的にはそうだったかもしれない。当時は、こうしたことを疫学的に検証する方法はなかったし、隔離が感染症対策に有効であることからすれば、社会の階層化が、感染症の回避をもたらすだろうと考えることは、あったとしても不思議ではない。

文明に話を戻せば、インド北西部に発生した文明は、曲がりなりにも、ガンジス川流域の濃厚感染地帯での「適応」に成功した。この時点においてインダス文明が、ガンジス川と同じ景観を有するブラマプトラ川やメコン川の流域へと進出することを阻むものは、もはや存在しなくなった。こうして、ガンジス川流域の疾病レパートリーを自らの文明に加えたインドは、紀元後数世紀の間に、インドネシア諸島を含む「大インド」を形成していくことになる。

基本構造

メソポタミア、中国、インド亜大陸、それぞれの地で興った文明と風土、感染症と社会について概略を見てきた。そこには、「感染症と文明」を巡るいくつかの基本構造が存在することに気づく。

基本構造の第一は、文明が「感染症のゆりかご」として機能したということである。メソポタミアに代表される文明は、人口増加を通して、麻疹や天然痘、百日咳に流行の土壌を提供した。結果として、これらの感染症はヒト社会に定着することに成功する。

第二は、文明のなかで育まれた感染症は、生物学的障壁として文明を保護する役割を担うということ。メソポタミア文明にこの構造の原型を見る。

第三は、文明は、文明の拡大を通して周辺の感染症を取り込み、自らの疾病レパートリーを増大させるということである。文明が自ら取り込んだ感染症は、その後、文明を守るための生物学的防御壁となる。同時に、文明の拡大を支援する強力な道具となった。中国文明およびインダス文明に、この構造の原型を見る。

第四は、疾病の存在が社会のあり方に影響を与えるということ。インド亜大陸に興った文明と社会に、その原型を見ることができる。多様な感染症の存在を考慮することなく、インドの社会や宗教を理解することはできないと語る研究者は多い。

それぞれの文明がどのような感染症を「原始感染症」として選択するかは、文明がもつ風土的、生態学的、社会学的制約によって規定される。ひとたび選択された疾病は、文明内に広く定着し、人々の生活に恒常的な影響を与えると同時に、文明に所属する集団に免疫を付与する。その結果、感染症は、文明の生物学的攻撃機構、あるいは防御機構として機能する。こうした考え方は、歴史の中で感染症と文明を理解するための一つの枠組みを提供する。

2　ユーラシア大陸における疾病交換

中国発のペスト

キリスト紀元の始まる頃、世界には、少なくとも四つの文明化した疾病常在地が存在した。東から数えていくと、中国、インド、西アジア、そして地中海世界となる。西アジアはメソポタミアにその源流をもち、地中海世界はエジプトおよびギリシャを含む。それぞれの文明は、風土や歴史に応じた固有の疾病(原始疾病)を有していた。

その一つに、中国におけるペストがある。

二〇一〇年一〇月三一日発行の『ネイチャー・ジェネティクス』(電子版)に、国際研究チームによる一つの論文が発表された。この論文は、世界各地から収集した一七株のペスト菌の遺伝子配列から、ペスト菌の共通祖先が中国に起源をもつ可能性が高いこと、その菌が「絹の道(シルクロード)」を通してユーラシア大陸の西側にも達した可能性があること、さらに、中国明代(西暦一三六八―一六四四年)に実施された鄭和(一三七一―一四三四年)の大航海もペスト拡大に寄与した可能性があることを報告している。

鄭和は、本姓を馬という。永楽帝の宦官として仕えていたが、軍功を上げて重用され、南海への航海を任された。雲南省の出身で、祖先はチンギス・ハーンの中央アジア遠征のとき帰順したイスラム教徒で、本人も回教徒であった。鄭和の航海は、合計で七回行われ、インドからアラビア半島、遠くアフリカのケニアにまで及んだ。清代に編集された歴史書『明史』によれば、初回の航海は、六二隻の船団、総乗組員は二万七八〇〇人に達する大規模なものであったという。

中国発のペストのように、それぞれの疾病常在地が有する原始疾病は、鄭和の大航海やユーラシア大陸を横断する交易路の整備といった、相互の交流の質的あるいは量的変化によって、各地に広がっていくことになった。

絹の道

ユーラシア大陸では、紀元一世紀から二世紀にかけて、交易に参加する充分な動機とそれに見合う安全の確保といった条件が満たされるようになり、東西の交易が本格的に開始された。何百、何千という人が隊商を組み、中国と地中海世界を結ぶ交易路を行き来しはじめた。「絹の道」の成立である。

この呼び名は、一九世紀、ドイツの地理学者リヒトホーフェンが、著書『中国』のなかで使用したのが最初らしい。リヒトホーフェンの弟子であったスウェーデンの探検家スヴェン・ヘディンは、一九三六年にこの名を冠した中央アジア旅行記を著している。

「絹の道」の成立は、ユーラシア大陸の各文明がもつ原始疾病の交換を促した。中国起源のペストが大陸の西側に持ち込まれたのも、そうした交換と均質化の一つであると考えられる。この時期、共和政ローマ（紀元前五〇九―紀元前二七年）では、少なくとも一〇回以上の悪疫流行があった。また、二世紀にローマ帝国全域に広がった疫病は、メソポタミアでの軍事行動から帰還した軍隊によってもたらされ、一五年以上にわたって地中海世界で流行を続けたという。

ユスティニアヌスのペスト

敬虔なキリスト教徒であった東ローマ帝国（ビザンティン帝国）皇帝ユスティニアヌス（在

位・西暦五二七—五六五年）は、古代ローマ帝国の復活を夢みていた。ユスティニアヌスは『ローマ法大全』の編纂やハギア・ソフィア大聖堂の再建を行うと同時に、イタリア半島やアフリカへ外征し、古代ローマ帝国の地イタリアを帝国領土に復帰させたりした。そんなユスティニアヌスの夢を砕いたのがペストだった。

ペストは、五四二年から七五〇年にかけて、首都コンスタンティノープル（現イスタンブール）を繰り返し襲った。特に五四二年の流行は「ユスティニアヌスのペスト」と呼ばれ、最盛期には首都コンスタンティノープルだけで一日一万人が死亡したという。ペストは港から内陸へと広がり、地中海世界人口の四分の一が死亡した。遺骸はあまりに多く、埋葬が間に合わなかった。コンスタンティノープルにあった砦は、死体を高く積み上げることができるように屋根が取り払われ、一部は筏で海へと流された。

これが契機となって、東ローマ帝国は衰退し、以降、西アジアに本拠地を置くイスラム教徒が、地中海世界で活発に活動を開始することになる。イスラム軍は、六三六年にはヤルムークの戦いでビザンティン軍をシリアから駆逐し、六四二年にはアレクサンドリアを占領、六五二年にはシシリー島を支配下に置いた。東ローマ帝国領土はしだいに縮小し、その傾向は九世紀に入るまで回復することはなかった。

この時期の東ローマ帝国は、長く続く人口減少に苦しんだ。キリスト紀元初期に三三〇〇万人だった地中海世界ヨーロッパの人口は、六〇〇年間の間に、およそ一五〇〇万人減少し、一八〇〇万人となった。繰り返し襲ったペストがその原因の一つだったことは間違いない。

大陸の東西で帝国の夢を砕く

同じ時期、中国でも人口の減少が記録されている。五八九年、隋が南朝の陳を滅ぼし、西晋以来、四〇五年ぶりに中国統一を果たした。統一を果たした隋の皇帝は、大規模な土木事業に着手すると同時に、北方の高句麗遠征を三度にわたって行った。しかし、遠征は三度とも失敗に終わる。高句麗遠征の失敗、大規模土木事業による財政難によって、統一から三十年余で、隋は滅亡する。六一八年のことであった。

その隋の末期、六一〇年に、ペストが流行したことが記録されている。その後半世紀の間に、ペストは少なくとも七回流行した。ユーラシア大陸の西で、皇帝ユスティニアヌスの夢を破ったペストは、同じ大陸の東で隋の崩壊に手を貸した。

人口減少、繰り返されるペストの流行、帝国の衰退。この時期、大陸の東西でいくつかの共通点が見られる。偶然の一致か、何らかの蓋然性があったのか。

中国に起源をもつペストは、遅くともキリスト紀元頃までには、西アジアやインド北部といったユーラシア大陸の半乾燥地に根を下ろした。もちろん、こうした地域もペストの被害を受けたに違いない。しかし被害の程度は、大陸の東西と比較すれば、軽微であった。西アジアやインドでは、地中海世界や中国で見られたような人口減少は少なくとも見られなかったという。例えば、古代水路システムの調査からは、メソポタミアの人口が、紀元後二〇〇年から六〇〇年の間に頂点を迎えたことがわかるという。これはまさに、東ローマ帝国と中国で、ペストが人口に深い傷を与えていた時期に一致する。

地中海世界から姿を消す

東ローマ帝国を襲ったペストは、五四二年の流行（ユスティニアヌスのペスト）以降、少なくとも八世紀半ばまで、小アジアで流行を繰り返した。八世紀には、エーゲ海諸島やギリシャ南部でも流行が見られた。にもかかわらず、突然、ペストは地中海世界から消える。七五〇年前後以降、約三〇〇年間、一一世紀に再びヨーロッパを襲うまで、ペストは少なくとも地中海世界からその姿を消した。

ペストが姿を消した理由として、気候変動の影響を挙げる研究者もいる。この時期は、中世の温暖期(八〇〇—一三〇〇年)に重なる。温暖期に引き続いて、小氷期と呼ばれる寒冷期が訪れる。このころ再びヨーロッパでペストが流行を始めた。

気候変動と流行の因果関係については、次のような可能性が指摘されている。ペストは元来、齧歯類、特に草原に棲むクマネズミを宿主とする。ペスト菌を保有するネズミの血を吸ったノミ(ケオプスネズミノミ)がヒトを吸血すると感染が成立する。宿主となるクマネズミの生息域が、気候変動によって、影響を受けたことが、流行に影響したというのである。この議論には異論も多いが、気温とペスト流行の間には、もしかすると何らかの生態学的意味が隠されているのかもしれない。

中世ヨーロッパでの大流行

「絹の道」の成立がもたらした疫学的均衡の攪乱も、九世紀頃までには一種の平衡状態に達した可能性がある。中国も地中海世界も、六—七世紀以降、人口が増加に転じた。それが可能になったのは、地域を襲った感染症に対し、これらの地域がある種の適応を果たしたからかもしれない。しかし、一度は安定を取り戻したかに見えたユーラシア大陸の疫

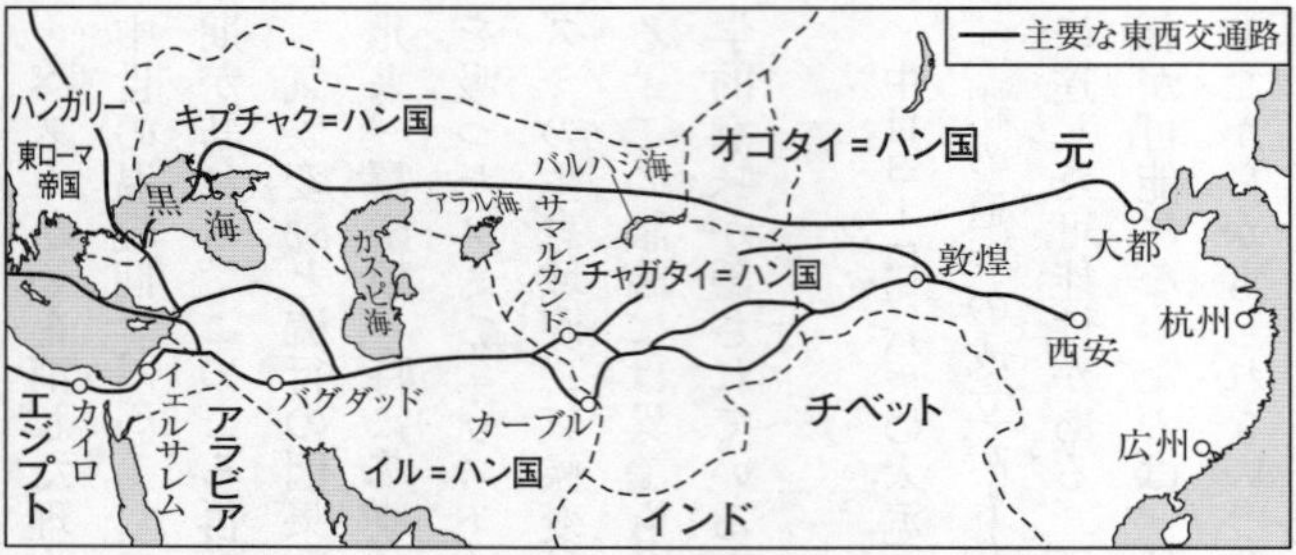

モンゴル帝国の交通網（村上陽一郎『ペスト大流行』より）

学的均衡は、一三世紀から一四世紀にかけて再び混乱する。二つの要因が存在した。

第一に、ユーラシア大陸の両端に位置する中国とヨーロッパで人口が急増したこと。中国では西暦一二〇〇年頃、人口が一億を超えた。ヨーロッパでは、キリスト紀元から六〇〇年で一五〇〇万人も減少した人口が、その後の七〇〇年で七〇〇〇万人と、四倍近くにまで増加した。

第二に、大陸を結ぶ交通網がキリスト紀元の頃とは異なる規模で発達したこと。この時期、モンゴル帝国支配地域において、ユーラシアを横断する隊商交通網の発展が頂点を迎えた。モンゴル帝国の勢力が絶頂に達した一三世紀後半、その版図は、現在の中国全土とロシアの大半、中央アジア、イラン、イラクを包含するものとなった。その広大な版図が、一大交通網で結ばれた。

交通の発達と人口の増加は、いつの時代においても疫学的平衡に対する最大の攪乱要因である。一五世紀に始まった大航海も、二〇世紀の航空時代の幕開けも、同じように疫学的攪乱をもたらした。

こうして、ユーラシア大陸の東西で再びペストが流行することになる。

腺ペストと肺ペスト

ペストは、グラム陰性嫌気性桿菌であるペスト菌（エルシニア・ペスティス）によって引き起こされる感染症である。全身倦怠感と高熱を初発症状として始まるが、その後の経過によって、二つの病型に分類される。

一般的な病型は、腺ペストと呼ばれる。全身倦怠感と高熱の後、腋下や鼠頸部リンパ腺の腫脹が起こる。腫脹したリンパ腺はこぶし大に腫れ上がる。腺ペストという名前の由来もそこにある。この病型ではペスト菌が産生する毒素により神経系が麻痺し、意識の混濁や錯乱が起こる。ペスト菌が血液によって全身に運ばれ敗血症を起こすと、全身の皮膚に出血性の紫斑が現れる。患者が死の転帰をとるか回復するかは、この時期に決まる。この出血斑のため、ペストは黒死病と呼ばれた。抗生物質がない時代、発症した者のうち死亡する者の割合（致死率）は五〇パーセントを超えた。

もう一つの病型は、肺ペストと呼ばれた。肺ペストは、腺ペストの流行に引き続いて起こることが多い。皮膚症状やリンパ腺の腫脹は見られないか軽微であるが、血痰や喀血といった肺症状が見られる。患者の咳などによって飛沫感染する。無治療下での致死率はほぼ一〇〇パーセントであった。

中世ヨーロッパにおけるペスト流行の起源についてはいくつかの説があるが、最初の発生が中央アジアであったという点では一致している。そこから中国に向かい、一三三四年、浙江流域で大流行を起こした。さらに天山山脈の西北を経由してクリミア半島に至り、海路ヨーロッパへ運ばれた。ヨーロッパへ運ばれたペストは、その後半世紀にわたって人々を恐怖の底に叩き込んだ。この流行によって亡くなった人の数は二五〇〇万人とも三〇〇〇万人ともいわれる。ヨーロッパ全人口の三分の一から四分の一にも達した。

ボッカチオが描いたペスト

当時のヨーロッパ社会がいかにこの病気を恐怖したか、ジョヴァンニ・ボッカチオの『デカメロン(十日物語)』に詳しい。『デカメロン』は、一三四八年に流行したペストから逃れるために邸宅に引きこもった男三人、女七人の計一〇人が退屈しのぎにした小話を集めたという趣向の物語である。一〇人がそれぞれ一日一話を語る全一〇〇話は、艶笑に満ちた恋愛話や失敗談からなる。人文主義文学の傑作とされているが、作品の背景には、ペストに喘ぐ当時の社会状況が色濃く反映されている。

「一日千人以上も罹病しました。看病してくれる人もなく、何ら手当てを加えることもないので、皆果敢なく死んで行きました。また街路で死ぬ人も夜昼とも数多くありました。また多くの人は、家の中で死んでも、死体が腐敗して悪臭を発するまでは、隣人にはわからないという有様でした」

「墓地だけでは埋葬しきれなくなりまして、どこも墓場が満員になると、非常に大きな壕を掘って、その中に一度に何百と新しく到着した死体を入れ、船の貨物のように幾段にも積み重ねて、一段ごとに僅かな土をその上からかぶせましたが、仕舞には壕も一ぱいに詰まってしまいました」（野上素一訳、岩波文庫）

ヨーロッパを舐め尽す

ペストの流行は、一三四七年には、コンスタンティノープルをはじめとする地中海の主要都市に達した。一三四八年に入ると、一月にアヴィニョンに発生したのを皮切りに、四月にはフィレンツェ、一一月にはロンドンへと北上し、翌一三四九年にはスウェーデン、ポーランドへと達し、一三五一年にはロシアへと広がった。アヴィニョンでは教皇クレメンス六世の侍医ギ・ド・ショリアクが、イングランドではスワインブロークのル・ベイカーなる人物が、ペスト流行の様子を書き残している。

イギリスを襲ったペストは、まずイングランドを、次いでスコットランドを襲った。翌年にはウェールズからアイルランドに至り、その地に住むイングランド人人口を激減させた。山間部に住むアイルランド人は、一三六五年まで流行の影響を受けることはなかったが、一三六五年に至り、ペストは、居住地に関係なくすべてのアイルランド人を襲った。最終的に、この時に、ペストの流行を免れた人はいなかった。一時的に流行を免れたとしても、流行は、次の機会にその集団を襲った。居住地や宗教や生活様式に関係なく、ペストはヨーロッパを舐め尽した。

ペスト以降のヨーロッパ

ペストがヨーロッパ社会に与えた影響は、少なくとも三つあった。第一に、労働力の急激な減少が賃金の上昇をもたらした。農民は流動的になり、農奴やそれに依存した荘園制の崩壊が加速した。表2-1は、ペスト流行前後のイングランド南部のクックスハム荘園の損益計算を示している。地代や小作料、穀物や家畜の販売収入が減るなかで、荘園労働者に支払う賃金が増加していることがわかる。その結果、労働者の購買力は上昇し、彼らはそれ以前には経験したことのない経済的余裕をもつことになった。第二に、教会はその権威を失い、一方で国家というものが人々の意識のなかに登場してきた。第三に、人材が払底することによって既存の制度のなかでは登用されない人材が登用されるようになり、社会や思想の枠組みを変える一つの原動力になった。結果として、封建的身分制度は、実質的に解体へと向かうことになった。それは同時に、新しい価値観の創造へと繋がっていった。

半世紀にわたるペスト流行の

表2-1　ペスト流行前後におけるクックスハム荘園の損益計算(W. アーベルによる)

(単位はパウンド・シリング)

	1332/33年	1350/51年
〈収入〉		
地代および小作料	5.80	1.18
穀物の販売収入	33.10	20.2
家畜の販売収入	6.5	3.9
畜産物の販売収入	2.7	0.17
その他	3	0.13
販売されずにおかれた生産物	7.3	6.7
総計	57.13	33.6
〈支出〉		
建物・土地利用のための資産	5.11	3.17
賃金	7.—	14.14
家畜	4.15	1.10
播種用の種子	1.18	4.15
その他	8.3	4.9
総計	27.7	29.5

恐怖の後、ヨーロッパは、ある意味で静謐で平和な時間を迎えた。それが内面的な思索を深めさせたという歴史家もいる。気候の温暖化も一役買った。そうした条件が整うなかでやがて、ヨーロッパはイタリアを中心にルネサンスを迎え、文化的復興を遂げる。ペスト以前と以降を比較すれば、ヨーロッパ社会は、まったく異なった社会へと変貌した。変貌した社会は、強力な国家形成を促し、中世は終焉を迎える。

疾病構造の変化

文化的復興だけではない。ペストの流行を境に、ヨーロッパ社会の疾病構造も変わった。最も目立った変化に、ハンセン病患者の減少がある。

ハンセン病は、抗酸菌の一種であるらい菌(マイコバクテリウム・レプラ)によって引き起こされる感染症である。経鼻あるいは経気道的に感染するが、感染力は弱い。潜伏期間は平均で三—五年、長い例では数十年に及ぶものもある。末梢神経障害と皮膚症状を主症状とする。末梢神経障害が引き起こす眼症状や脱毛、顔や四肢の変形といった外見の崩れが、この病気に対する多くの偏見をもたらした。

ペスト流行以前のヨーロッパにおいて、ハンセン病は一貫して重要な病気であった。ハンセン病療養所(レプロサリウム)が各地に建設された。一三世紀頃、ヨーロッパには二万近い数のレプロサリウムが存在したという。イングランドだけに限ってみても、この時期、三二〇ほどのレプロサリウムが運営されている。にもかかわらず、一四世紀に入ると、ヨーロッパで新たなレプロサリウムが建設されることはなくなった。致死率の高いペストのため、多くの患者が亡くなったことは確かであろう。しかしそのために、ハンセン病患者の発生数が急激に減少したとは考え難い。しかし事実はといえば、一三四八年のペスト流行以降、ハンセン病患者数が流行以前の水準に復帰することはなかった。

ハンセン病減少の原因はいまだ特定できていない。一つの仮説として、疾病間の競合を挙げる研究者もいる。結核の増加がハンセン病を抑制したというのである。

結核の増加

この時期を境に、ヨーロッパで結核患者が増加し、ハンセン病患者が減少したことは確からしい。原因となる生物学的根拠として、交叉免疫の存在を挙げるものもいる。結核菌が引き起こす免疫反応と、ハンセン病の病原菌が引き起こす免疫反応が互いに影響し、一方の病原体に対する暴露が、他方の病原体に対する抵抗性を与えるというのである。こうした関係は、フランベジアと真性梅毒の間でも知られている。フランベジアは、梅毒と同じトレポネーマによって引き起こされる感染症である。正確な感染経路は不明であるが、皮膚や粘膜の直接接触が原因で感染すると考えられている。梅毒と異なり、先天性の感染や性行為による感染はないが、両者には、免疫学的干渉が働き、一方への感染は他方に対する免疫を与える。

ペスト後のヨーロッパで都市化が進行していくなか、若年時に結核に感染する者が増えたことは確かであろう。人口が密集した社会では、空気感染する結核は、ハンセン病より容易に感染する。そのため、より若年で感染することになった可能性もある。

一方、この時期に結核が増加したことで、ハンセン病患者の多くが結核によって斃れたと考える研究者もいる。ハンセン病患者の免疫機能の低下が、患者の結核による致死率を高めたというのである。

結核菌は、ハンセン病の病原菌と同じ、抗酸菌の一種である。主な感染経路は、経気道性で、結核菌を含む飛沫を吸入することによって感染が起こる。症状には、咳や血痰、喀血といった呼吸器症状と、発熱、発汗、倦怠感といった全身症状がある。感染したからといって必ず発症するとは限らない。九〇パーセント以上の人は発病することなく一生を過ごす。こうした状態を結核菌の「休眠」と呼ぶ。世界人口の三分の一は、結核菌に感染していると考えられているが、数パーセントの人のみが生涯で結核を発症する。発症した場合、無治療患者の自然経過は、五年で約半数が死亡し、二〇パーセントが慢性化し、残りの約三分の一が自然治癒する。ハンセン病の患者では、免疫が低下することによって、発病することなく経過する、未発症結核菌感染者の割合が低下したのかもしれない。

休眠ということに関していえば、これを結核菌の生存戦略だと考える研究者も多い。あえて宿主を障害するより、休眠しながら共存するほうが、生存に有利だからである。

さらにいえば、結核菌は古い病原菌で、人類との関係が長い。近年行われた遺伝子解析から、結核菌の共通祖先が約三万五〇〇〇年前に遡ることが明らかになった。人間と長い間共存してきた結核が、一四世紀のヨーロッパにおいて流行した原因として、気候の寒冷化にともなう屋内居住時間の増加や毛織物供給の増大、公衆浴場の普及、栄養状態の悪化といった、この時代の社会変化を挙げる研究者もいる。しかし、確かな因果関係はわかっていない。

一七世紀ロンドンのペスト

ペストはその後も繰り返し西ヨーロッパを襲った。一六六五年から六六年にかけて、イギリスを襲ったペストは各地で大きな被害をもたらした。ロンドンでの流行は、約一〇万人の死者を出した。この流行は「ロンドンの大ペスト」と呼ばれる。「捜査員」――しばしば文字の読めない老婦人だった――は、病人を見つけ出すと家に閉じ込め「我に慈悲を」という言葉とともに、ドアに赤い×印をつけた。教会は悲しむ者で溢れ、共同墓地には遺体が積み上げられた。宮廷関係者だけでなく、医師や聖職者も街を後にした。

この時期、ケンブリッジのトリニティ・カレッジを卒えたばかりの一人の青年がいた。ペストの流行によって、青年の通っていた大学も何度かの休校を繰り返した。休校中大学を離れて故郷の街ウールスソープに帰った青年は、ぼんやりと日を過ごすうちに微積分法や万有引力の基礎的概念を発見した。青年の名前はアイザック・ニュートンといった。主要な業績の多くを発見したこの期間は後に「創造的休暇」とも「已むを得ざる休暇」とも呼ばれることになった。その休暇はペスト流行によってもたらされた。

これがイギリスにおけるペストの最後の大流行となった。

南ドイツ・バイエルン地方の小さな田舎町オーバーアマガウでは、一〇年に一度、一〇〇日以上にわたってキリスト受難劇が開催される。ボヘミアにおけるプロテスタントの反乱を契機に始まった三十年戦争(一六一八―四八年)は、南ドイツにペストをもたらした。ペストが大きな被害をもたらした後の一六三三年、村人は、それ以上の犠牲者を出さないため、主イエスキリストの苦難と死と復活の物語を一〇年に一度上演することを誓った。最初の公演は翌一六三四年、流行を生き延びた人々によって行われた。ペストで亡くなった人々の眠る墓の上に作られた舞台で。言い伝えによれば、それ以降この村で、ペストで死亡した住民はいない。

一七二〇年から二二年にかけてマルセイユで見られた流行を最後に、西ヨーロッパにおけるペストの爆発的流行は終わりを告げた。いくつかの可能性が指摘されている。都市環境の整備、宿主であるクマネズミのペストに対する抵抗力の獲得、気候変動、検疫など。しかしいずれも決定的とは思われず、真の原因は今に至るまで謎のままである。

近代アジアのペスト

西ヨーロッパにおけるペスト流行は終わりを告げた。しかし、東ヨーロッパやアジア、アフリカでは依然として流行を続けた。

一八九四年には、中国の広東、香港でペストの流行が起こり、以降、台湾、日本、ハワイや北米大陸へと広がっていった。日本での最初の流行は、明治三二(一八九九)年、台湾から神戸に来航した船舶によってもたらされた。

北米へは太平洋航路を経由してペストが持ち込まれた。西海岸が最初の侵入地となった。一九〇〇年、日本丸が中国からサンフランシスコへ入港した時には、中国人移民のチック・ジンが最初の犠牲者となった。グローブホテルと呼ばれた汚いドヤ街のホテルで、彼は死体となって発見された。鼠頸部および腋下部のリンパ節は腫脹し血液の混じった唾液が顔を覆っていたという。

日本では、明治三二年に引き続き、明治三三(一九〇〇)年と、明治三八―四三(一九〇五―一〇)年にかけて大きな流行が見られた。大正一五年まで散発的な流行が見られたが、昭和四(一九二九)年の患者を最後として、以降、日本でのペスト発生はない。厚生省伝染病統計によれば、その間の患者総数は二九一二名、死者は一四六四名となっている。致死率は五〇パーセントを超えた。

明治時代半ば、神戸や横浜に海港検疫所が開設された。検疫所は、感染者や保菌者の停留室、浴室や化粧室、食堂、伝染病院、消毒施設、検査室、火葬場までを備え、一〇〇人以上の収容能力を有するものであった。検疫は、数度にわたりペスト患者の上陸を未然に防いだ。ここに若き日の野口英世がいた。明治三二年六月、横浜海港検疫所の検疫医官補として働いていた野口は、入港した「亜米利加丸」の乗組員二人にペスト菌を発見し、ペストの国内侵入を防いだと伝えられている。野口はこの実績を買われ、当時ペストが蔓延していた清国牛荘（ニュウチャン）の国際予防委員会中央医院へ、政府医師団の一員として派遣された。

北米では、一九〇六年、大地震後のサンフランシスコで再びペストが流行した。一九二四年には、ロサンゼルスでもペストの流行が見られた。その後も各地で散発的な発生が報告されている。ペストが野生動物の間で土着化した可能性もある。

この時期、ペストが北米へ拡大した背景には、北米における移民政策と植民地主義のもとで展開された、新たな交通路の整備があった。太平洋航路は、この時期、ユーラシア大陸と北米大陸を結ぶ東の大動脈となりつつあった。

コラム① 文明の生態史観

先ごろ亡くなった梅棹忠夫氏の『文明の生態史観序説』(一九五七)には、梅棹氏が一九五五年に行った旧英領インド旅行の際に感じた、文明に対する見方が書かれている。前半は、アフガニスタンやインド、パキスタンへの旅行のこと、およびそれぞれの文化に対する氏の価値観が述べられている。後半では一転して、旧世界を、西欧と日本からなる第一地域と、その間に広がる広大なユーラシア大陸の第二地域という区分で説明する試みがなされる。第二地域では早くから巨大な帝国が成立し、その後も帝国は成立と崩壊を繰り返した。一方、第二地域の辺縁に位置する第一地域は、気候が温和で、外部からの攻撃を受けにくいなど、環境が安定していた。そのため、第二地域より発展が遅いものの、安定で高度な社会を形成することができたという。

第二地域を特徴づけるものとして、氏は、地域を斜めに横断する広大な乾燥地帯の存在と、高い武力をもった遊牧民の存在を挙げた。「乾燥地帯のまん中からあらわれてくる人間の集団は、どうしてあれほどはげしい破壊力をしめすことができるのだろうか。わたしは、わたしの研究者としての経歴を、遊牧民の生態というテーマではじめたのだけれど、いまだにその原因について的確なことをいうことはできない」と述べている。

この「はげしさ」の原因が、文明間における疾病の交換と均質化の過程に伴うものだとすればどうだろう。

ペストを風土病としてもっていたユーラシアの半乾燥地帯は、その後何世紀にもわたって大陸の西と東を激しい混乱に陥れた。また、東西の文明がこの半乾燥地帯に進出しようとしたとき、大きな被害を与えた。それが、あたかも激しい軍事力によってもたらされた壊滅的な打撃のような印象を、後世の歴史家に与えたのかもしれない。

第三章　近代世界システムと感染症
——旧世界と新世界の遭遇

近代世界システム

ペスト流行の終焉と同時にヨーロッパ近代が幕を開けた。それは、やがて世界中の各地域が近代世界システムという名の分業体制に組み込まれていく前触れでもあった。交通や通信の発達によって、諸地域間の分業体制が形成され、固定され、再編されていく「世界の一体化」の始まりである。この動きは、大航海時代の一六世紀以降本格化し、現在もなお進行中であるとされている。

分業体制は、中央(中心)と周辺の二つの地域、あるいは、中央と半周辺と周辺の三つの地域の間で成立する。中央から周辺へ工業製品が移送され、周辺からは原材料や食料が中央へ運ばれる。その結果、中央に位置する国では集権化が促され、周辺国は「低開発」のまま放置される。余剰利潤は中央に集中するが、統一的政治機構が存在しないため、両者の間の不均衡が是正されることはない。アメリカの社会歴史学者イマニュエル・ウォーラステインは、こうした分業体制こそが近代世界システムであると言った。この考え方によれば、「低開発」とは、分業体制(近代世界システム)が生み出した歴史的産物ということになる。この考え方は、それまで「低開発」を単に発展の遅れと考えていた人々に衝撃を与えた。

コロンブスの新大陸再発見以降、中央としての欧米と周辺としての新世界やアフリカといった構造をとりながら、まず新世界が、次いでアフリカが、そしてアジアがこの分業体制のなかに組み込まれていった。その結果、周辺の経済余剰は中央へ移送され、周辺の低開発化が固定されることになった。

「山の向こうはまた山だ」——ハイチの悲劇

二〇〇三年から〇四年にかけて、ハイチに暮らしたことがある(そのときの様子は『ハイチいのちとの闘い』に詳しい)。首都ポルトープランスにあるカポジ肉腫・日和見感染症研究所でエイズの疫学研究を行っていた。当時のハイチは——現在でもそうだが——失業率が七〇パーセントを超え、国民の三分の二が、一日二米ドル以下という貧困生活を送っていた。首都の路上には職のない人々が溢れていた。そんなハイチを語る言葉がある。「西半球の最貧国」「崩れ行く国」——。

「山の向こうはまた山だ」というのは、そんなハイチの終りなき苦難を表すことわざだ。

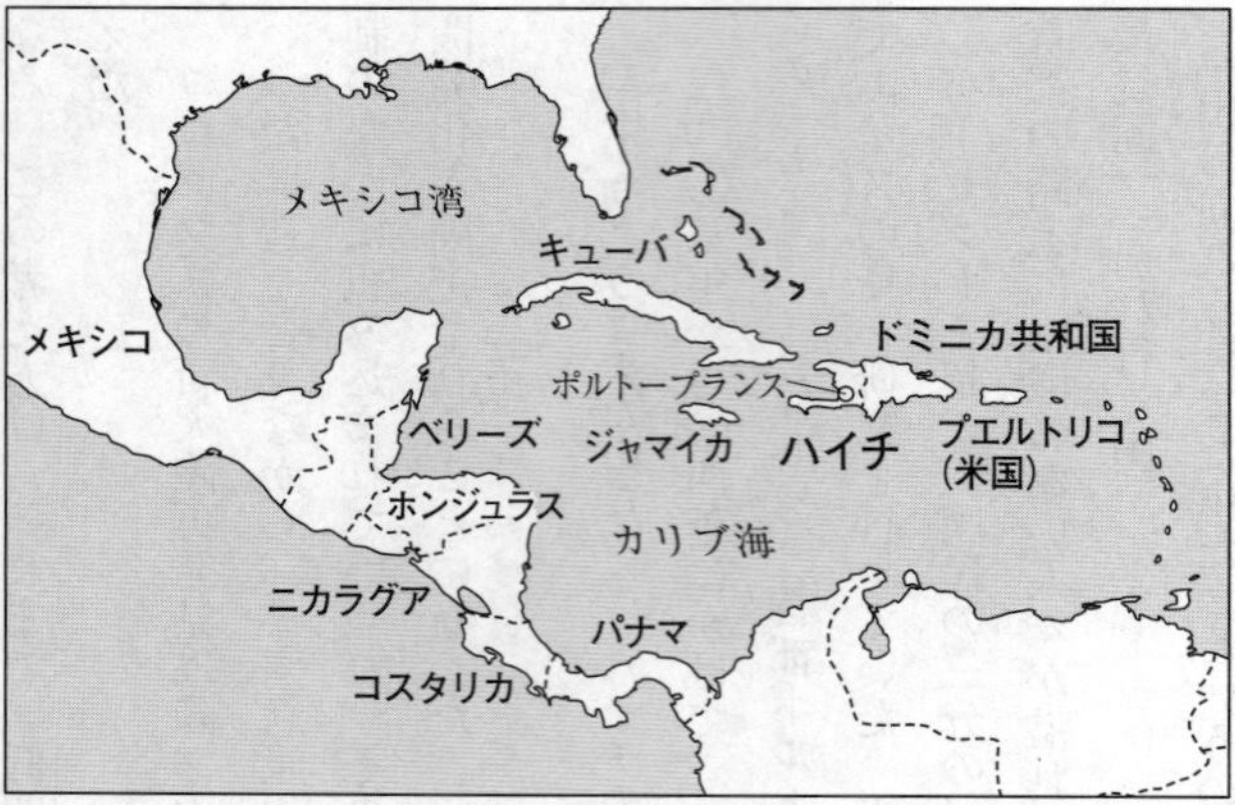

ハイチの周辺

「ハイチはどうして、こうも貧しいのでしょうか」当時勤務していた研究所の同僚に訊いたことがある。同僚の一人は「ハイチは世界史のなかで翻弄され続けてきた。一八〇四年の独立以降、ハイチは両親を失った子供のような存在だった。そんなハイチに、国際社会が救いの手を差し伸べることはなかった。親を失った子供の多くがそうであるように、ハイチも苦難の歴史を歩むことになったのです」と答えた。その言葉に、植民地独立のための対価として支払った多額の賠償金を思い出した。賠償金は、当時の金額で一億五〇〇〇万フラン(六〇〇〇万ドル)にも上った。ハイチはそれを、九七年の年月をかけて支払った。

当時の私は、それがハイチの貧しさの原因だと考えていた。しかし今になって考えると、原因はもっと深いところにあったのかもしれないと思う。

新世界と旧世界の遭遇

植民地時代のハイチは、フランス領サンドマングと呼ばれた。世界の砂糖の四割を生産し、砂糖以外にもコーヒーや藍、カカオの生産を行う豊かな実りをもたらす植民地だった。そんなハイチがもたらす富の多くは、しかし、近代世界システムのなかで中央に位置するフランスに移送され、それがフランスを豊かにすると同時にハイチを貧しい状態のまま固定する役割を果たした。その構図を支えたのが、大西洋を挟んで行われた三角貿易であった。アフリカから「黒い積み荷」として奴隷がハイチへ運ばれ、ハイチから「白い積み荷」として砂糖がヨーロッパへ移送された。その三角貿易からは、膨大な利益が生み出された。

旧世界と新世界の遭遇は、カリブ海に位置するエスパニョーラ島で起こった。

現在のハイチとドミニカ共和国があるこの島をコロンブスが発見したのは、一四九二年のことだった。当時のハイチには、先住民であるタイノ・アラクワ族約五〇万人が暮らしていた。そこへ、ヨーロッパ人によって天然痘が持ち込まれた。流行を経験したことがなく、免疫をもたない先住民たちはひとたまりもなかった。人口は三分の一以下にまで減少した。天然痘に続いて麻疹が流行し、ジフテリアやおたふく風邪がそれに続いた。つぎつぎと現れる感染症に、タイノ・アラクワ族の人々は抵抗する力を失った。

遺跡から発掘される土器や石器を除けば、現在のハイチに彼らの存在を伝えるものはない。ヨーロッパ人によって持ち込まれた感染症が、タイノ・アラクワ族の生活を徹底的に破壊したのである。

タイノ・アラクワ族の絶滅は、奴隷貿易の始まりを告げる鐘の音となった。奴隷たちの生活は、今では想像できないほど過酷なものであったという。ハイチに暮らすすべての黒人が二〇年で入れ替わった。にもかかわらず、一六〇〇年代後半にわずか二〇〇〇人であった黒人人口は、一〇〇年後の独立時には五〇万人に達した。いかに多くの奴隷がハイチに運ばれたか、この数字が物語る。

当時、奴隷たちの故郷である西アフリカでは、マラリアが猖獗(しょうけつ)を極めていた。被害の大きさから、その地域は後に「白人の墓場」と呼ばれることになる。マラリアは奴隷貿易とともにハイチに持ち込まれた。持ち込まれたのは、マラリアだけではなかった。おそらく、病気を媒介するネッタイシマカとともに、黄熱(おうねつ)やデング熱も持ち込まれた。

現在のハイチは、こうした数々の歴史的所産を引き継いでいる。貧困は、現在でも感染症流行の土壌を提供し続けている。エイズや結核の流行は止まるところを知らない。多剤耐性結核や薬剤耐性ウイルスは大きな社会問題となっている。長くハイチで結核対策に従事してきた医師で人類学者でもあるハーバード大学のポール・ファーマーは、ハイチの結核を「貧困の病」だという。

インカ帝国を滅亡に導いたもの

ハイチを襲った、圧倒的に不均衡な疾病交換は新世界全体で見られた。一方的な疾病交換は、最終的に、新世界の人口を一〇分の一にまで減少させた。その過程で、アステカやインカといった、アメリカ大陸に栄えた文明が滅亡した。

当時の記録が、ヨーロッパからの宣教師たちによって残されている。

一五三二年一一月一六日、スペインの征服者ピサロは、インカ帝国皇帝アタワルパとペルー北方の高地カハマルカで対峙した。アタワルパの率いる兵士が八万人であったのに対し、ピサロは、一六八人の土地に不案内な部隊を率いているだけであった。さらにいえば、カハマルカ高地は、最も近いスペイン人居留地から一六〇〇キロも離れた場所にあった。にもかかわらず、ピサロはこの戦いに勝利し、アタワルパを捕虜とした。

歴史的事実からいえば以上のようになるが、戦いの勝敗は両者の遭遇前にすでに決まっていたという。アタワルパがピサロに勝利する可能性はなかった。否、たとえあったとしても、インカ帝国がスペインからの征服者を退けるといった道は、残されていなかった。

当時、疫病が神の怒りであると信じていたのは、先住民もスペイン人も同じであった。その神の怒りは、新大陸住民に無慈悲な鉄槌となって振り下ろされたが、スペイン人には振り下ろされなかった。征服者であるスペイン人たちが一方的に神の恩寵を受けているという事実に、住民は慄いた。征服者が、どれほど人数が少なく、どれほど残忍かつ卑劣であったとしても、もはや住民たちにそれに抗う力は残されていなかった。

「聖なる理法も自然の秩序も、はっきりと原住民の伝統と信仰を非としている以上、抵抗ということにどんな根拠が残っていたと言うのか。スペインの征服事業が異常なほどの容易さだったこと、またわずか数百人の男が広大な地域と数百万人の人間をがっちりと支配し得た事実は、このように考えてきて初めて理解できる」（マクニール『疫病と世界史』）

ストレスと病気に関する研究によれば、助かるはずもないという諦めが、無気力と抑うつをもたらし、しばしば、人間を死に至らしめることがあるという。先住民の諦めとそれに引き続く心身症的状態が、感染症の被害を助長した可能性もある。まず天然痘が流行し、続いて麻疹が流行し、さらに発疹チフスが追い討ちをかけた。ハイチの先住民タイノ・アラクワ族を襲った悲劇が、同じように、インカ帝国を滅亡に導いた。

生物地理学者ダイアモンドの説明

旧世界と新世界の接触は、「感染症をもつもの」と「もたざるもの」の遭遇であった。ジャレド・ダイアモンドは著書『銃・病原菌・鉄』のなかで世界史を次のように読み解く。新世界になく旧世界が保有した感染症の大半は、家畜に起源をもつ。文明が、その初期に保有する感染症は、文明がどのような家畜を保有していたかに左右される。現在、世界で飼育されている家畜は、羊、山羊、牛、馬、豚、ラクダ、ロバ、ラマ、ヤクなど二〇種類に満たない。大半は、ユーラシア大陸に起源をもつ。新世界に起源をもつものは、わずかにラマやアルパカのみである。こうした家畜はすべて、数千年から一万数千年前の文明の勃興期に飼育されはじめた。以降、人類にとって主要な家畜となった野生動物はいない。このことは、家畜となる潜在的可能性をもつ野生動物はすべて、この時期に家畜化されたたことを意味する。とすれば、文明がその初期にどのような家畜を保有したかは、地域固有の生態によって決められたということになる。具体的にいえば、文明が勃興した地域に、家畜に適した野生動物が存在していたか否かが決定的要因だったということになる。

家畜だけではない。農耕の開始も、地域の生態学的条件が大きな影響を与えた。現在、世界で消費される農作物の約八〇パーセントは、わずか数十種類の植物から供給されている。具体的にいえば、小麦、米、大麦、トウモロコシといった穀類、大豆などのマメ類、ジャガイモ、キャッサバ、サツマイモといった根菜類である。こうした植物も、数千年以上前に栽培されるようになったものばかりである。人々は、地域固有の植物群のなかから食料生産に適したものを選択した。メソポタミアの肥沃な三日月地帯は、麦と羊の原産地だった。それが農耕と家畜をもたらし、文明を育んだ。一方、エジプトやヨーロッパは、農耕や家畜を先進的技術として移入した。

先進技術の移入に影響を与えたのは、大陸が広がる方向という地理的自然環境だった。世界地図を眺めると、陸地の広がる方向としていくつかの地理的軸を描くことができる(図3-1)。アフリカ大陸と南北アメリカ大陸は、南北方向が基本軸となり、ユーラシア大陸は、東西方向が基本軸となっている。大陸が東西に広がるということは、大陸の多くの

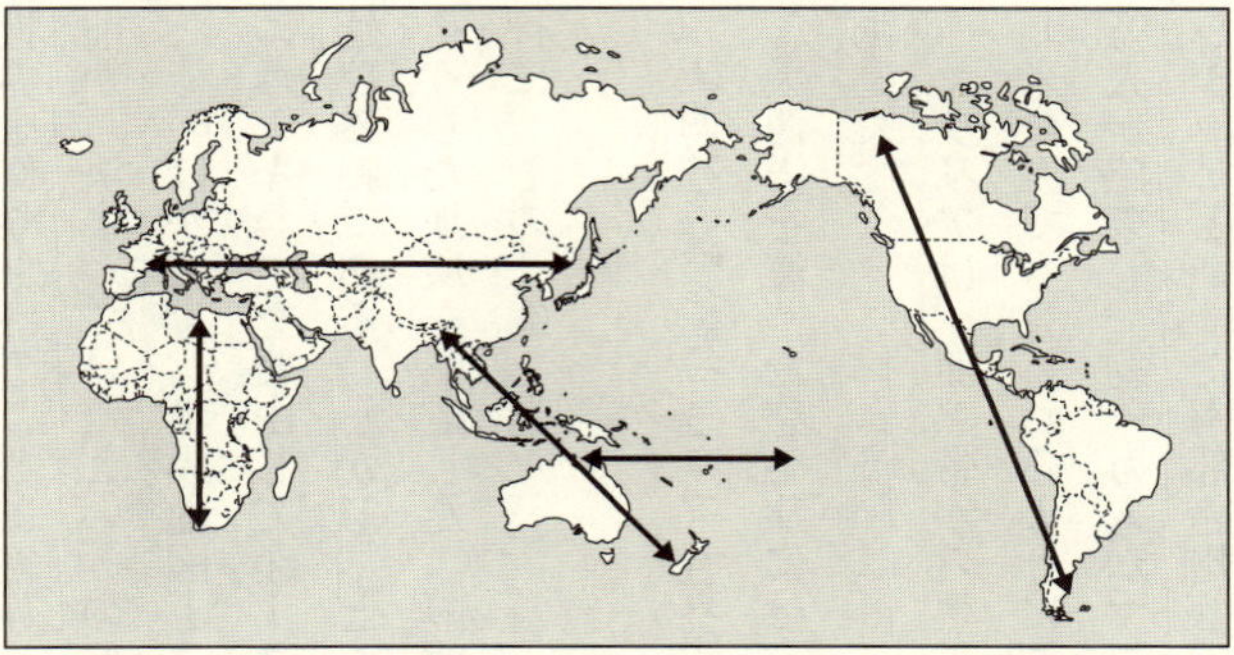

図 3-1　大陸の地理的な軸

地域が同緯度付近に位置することを意味する。同緯度に位置する地域は、海が近くにある、大きな川が流れているといった地理的条件に違いはあるものの、気温や降雨量、日照時間やその変化、季節の移り変わりがよく似ている。例えば、熱帯雨林はどの大陸においても南北緯度一〇度以内にしか存在しないし、樫の木は、緯度三〇度から四〇度の間にしか分布しない。また、同じ緯度範囲では野生動物の生息域が重なることも多い。そうした生態学的要因の類似性は、動植物の栽培化や家畜化の伝播に好都合だった。そしてそうした技術とともに、大陸の東西では感染症も交換され、旧世界における感染症レパートリーは拡大し均質化した。

拡大したユーラシア大陸の感染症レパートリーが、一六世紀以降本格化した「世界の一体化」と分業体制（近代世界システム）のなかで、ヨーロッパを中心とする世界を作り上げることに寄与した。つまり、旧世界と新世界の遭遇の結果は、何十万年も前から決まっていたというのが、ダイアモンドの説明である。

そのほかにも、世界地図上にはいくつかの軸が描ける。東南アジアからインドネシア・ニューギニアを経由してオーストラリア・ニュージーランドへ至る軸と、太平洋を東西に延びる軸である。しかし、どちらの軸にも海洋という物理的障壁が存在する。これが長くそうした地域を隔離した。隔離が何を引き起こしたか。私たちは、フィジー諸島の麻疹流行に、その一端を見た。

大西洋を渡ったマラリアと黄熱

大西洋を渡った感染症には、奴隷貿易とともに新世界に持ち込まれたマラリアや黄熱もあった。

マラリアは、亜熱帯から熱帯に位置するアメリカ南部と中南米が高流行地となったほか、北米全土でも見られるようになった。二〇世紀初頭、アメリカ合衆国では、毎年約五〇〇万人が感染し、約一万人がマラリアで死亡した。なかでも、アーカンソーやフロリダ、ミシシッピといった南部諸州は、一年間のマラリア死亡者が人口一〇万人に対して四〇人を超えていた。これは、二〇〇二年のケニアにおけるマラリア死亡率にほぼ等しい。当時の合衆国公衆衛生局は、マラリアはアメリカ南部にとって、腸チフス、赤痢、結核のすべてを合わせたよりも大きな健康に対する脅威であると述べている。

黄熱も、新世界でしばしば大流行を引き起こした。一六四七年にバルバドスで流行した黄熱は、五〇〇〇人もの死者を出した。翌年にはキューバとユカタン半島で流行が起こった。以降、黄熱は、北はケベックから南はリオデジャネイロまでの港町で、夏になると定期的に流行するようになった。カリブ海諸国との商取引の玄関口となっていたフィラデルフィアは、幾度にも及ぶ黄熱の流行を経験した。ニューオリンズやチャールストンといったアメリカの諸都市でも黄熱は繰り返し流行した。

一九世紀初頭には、現在のハイチ(サンドマング)で、トゥーサン・ルーヴェルチュールやジャン＝ジャック・デサリーヌに指導された黒人反乱軍を鎮圧すべく本国から派遣されたフランス軍三万三〇〇〇余の兵士が、黄熱をはじめとする熱病のため、壊滅状態に陥った。この遠征の失敗が、フランス本国で熱帯病を研究すべしという機運を高めた。それが後の帝国医療・植民地医学へとつながっていくことになったともいう。

黄　熱

黄熱は、ネッタイシマカによって媒介される黄熱ウイルスを病原体とする感染症である。黄熱ウイルスはフラビウイルス科に属する。フラビウイルス科のウイルスは脊椎動物に広く分布し、多くは蚊やダニといった昆虫によって媒介される。他に日本脳炎ウイルスやデング熱ウイルスがこの科のウイルスとして知られている。

黄熱の潜伏期間は三—六日で、突然の発熱、頭痛、悪心・嘔吐で始まる。発症後三—四日で症状が軽快し回復することもあるが、重症例では、一—二日後に再燃し発熱とともに出血傾向を認め、肝臓と腎臓に障害を受ける。そのため黄疸が顕著となる。ワクチンによって予防可能だが、発症した場合の治療法は対症療法しかなく、致死率は、現在でも二〇パーセントに上る。二〇世紀までの致死率はもっと高かったはずである。

一九世紀後半に、中央アメリカ・パナマ地峡に運河を切り開こうとしたフランス技師フェルディナン・ド・レセップスの試みは、黄熱とマラリアのため断念された。黄熱とマラリアが数万人もの人夫の命を奪ったからである。

一八九八年の米西戦争では、戦争に参加したアメリカ兵の三分の一が、黄熱で死亡した。大統領令によって、当時四〇歳であった陸軍軍医ウォルター・リードを委員長として、原因究明のための黄熱委員会が組織された。リードたち委員会のメンバーは、一九〇〇年、黄熱が蚊によって媒介されることを明らかにした。

二〇世紀に入ると、蚊の駆除によって病気が予防できることが明らかになった。排水工事、網戸の使用、水面への油散布といった対策によって患者は減少した。一九〇六年、アメリカの陸軍医官ウィリアム・クロフォード・ゴーガスはパナマ地域の黄熱の撲滅に成功する。一九一四年、パナマ運河が開通する。マラリアの研究により一九〇二年にノーベル生理学・医学賞を受賞したロナルド・ロスは、「パナマ運河は顕微鏡とともに掘り進められた」と言ったという。

コラム② 伊谷純一郎最晩年の講義

伊谷純一郎（一九二六―二〇〇一）は、今西錦司の跡を継ぎ、日本の霊長類学を世界最高水準に引き上げた。一九八四年、「人類学のノーベル賞」と称されるトーマス・ハックスリー記念賞を受賞した。

二〇〇〇年、京都大学で行われた伊谷氏の講義を聴く機会があった。当時私は京都大学で国際保健学を教えていた。講義の中で伊谷氏は、師である今西錦司と初めてアフリカへ行った時の思い出を語った。記憶を辿って要約すれば、以下のようになる。

「今西さんは山が好きで、アフリカへ最初に行ったときも「伊谷、山に登ろう」いうて、僕も山は嫌いじゃないから「行きましょう」いうて、一緒に山に登った。山に登ると三〇〇〇メートル級の山でもどんどん植生が変化していく。それが面白くて。その時、今西さんが「山に登ることは、赤道を中心として、アフリカ大陸を南北に歩いていくのと似た行為なんだ。アフリカの全体像の第一感をつかむには山に登るに限る」というようなことを言った。どういうことかといえば、緯度を高度と置き換えることによって、植生などを疑似体験できるということなんだ。山に登るための今西さんの言い訳のような気がしないでもないが、一理はある」

南北への移動が山を登ることに似ているというのは、「感覚的」といわれた今西ならではと思うが、文明初期における技術の南北方向への伝播の困難さは、まさに山登りにも似た困難さであったのかもしれない。とすれば、今西の言葉もあながち「感覚的」とばかりも言えない気がする。

第四章　生態学から見た近代医学

1　帝国医療と植民地医学

アフリカに進出したヨーロッパの前にたちはだかったもの、それが感染症であった。

暗黒大陸

一六世紀以降、地域文明間の遭遇は、ヨーロッパと新世界あるいはヨーロッパとアフリカとの間で頻繁になった。ヨーロッパと新世界の接触は、征服という劇的なかたちをとったが、ヨーロッパとアフリカの関係は、それほど一方的なものとはならなかった。一七七七―七九年にかけて、現モザンビーク領リンポポ川からデラゴア湾に至る地域を探検したウィリアム・ボルトは、探検の途上、一行一五二人のうち一三二人を感染症で失った。一行の実に八割以上が死亡した。一八〇五年にニジェール川上流の探検を行ったムンゴ・パークの場合は、一行全員の死亡が報告されている。また、一八一六―一七年にかけて、コンゴ川を探検したジェームズ・タキーも、五四人のうち一九人を失った。

表4-1は、一八一六—三七年にかけて西アフリカのシエラレオーネに駐留したイギリス軍の死亡率を表している。イギリス出身者の死亡率は一〇〇〇人あたり四〇〇を超えた。ちなみにイギリス軍一〇〇〇人あたりの死亡率は、イギリス本国で一五、南アフリカ東部で一二、ビルマで四四、セイロン(現スリランカ)で七五だった。また、一八二五—四五年にかけて西アフリカ沖合で勤務したイギリス海軍軍人の死亡率は六五だったという。

表4-1　シエラレオーネ駐留英軍(1816-37)の出身地別死亡率(人口1000対)(Curtinによる)

	アフリカ人	イギリス人
間歇熱/持続熱	6.9	3.3
その他熱病	2.4	406.9
呼吸器疾患	6.3	4.9
肝疾患	1.1	6
消化器疾患	5.3	41.2
脳疾患	1.6	4.3
水腫	0.3	4.3
その他	2.6	7.1
合計	26.5	478

一方、現地出身者の死亡率は、一〇〇〇人あたり二六ほどであった。死亡率に最も大きな差が見られたのは「熱病」であった。イギリス出身者とアフリカ出身者の死亡率に、実に二〇〇倍の差が見られる。

熱病を引き起こしたのは土着の感染症であった。これがヨーロッパ人のアフリカ侵出に対する生物学的障壁となった。マラリアであり、アフリカ・トリパノソーマ症(眠り病)である。ヒトはマラリア、ウシやウマはトリパノソーマ症で倒れた。そのためアフリカは長く「暗黒大陸」と呼ばれた。

マラリアとキニーネ

当時、西アフリカの海岸や河川を中心とする地域では、マラリアが猖獗を極めていた。一九世紀初頭、西アフリカに派遣された宣教師の死亡率は五割を超えた。特にベニン湾に面した地域は、死亡率の高さから「白人の墓場」と呼ばれた。

一八三〇年、イギリスは下士官を除いて白人兵士を西アフリカへ送るのを止めた。赤痢、黄熱、チフスなど理由は多々あったが、一番の理由はマラリアであった。

マラリアという言葉は、古いイタリア語の「mal aria（悪い空気）」に語源をもつ。一九世紀以前のヨーロッパでは、マラリアは「悪い空気」が引き起こす病気だと考えられていた。

マラリアの原因解明が進んだのは、一九世紀後半に入ってからとなるが、治療法はそれ以前から大きく進歩していた。南米の先住民が伝統的に解熱剤として用いていたキナの樹皮に抗マラリア効果があることが、偶然、発見され、一七世紀後半には、キナの樹皮が盛んにヨーロッパに輸出されるようになった。一八二〇年には、キナの樹皮に含まれるアルカロイドであるキニーネが単離され、一八二七年には、マラリア治療薬として商業生産が開始された。効果は素晴らしいものであった。

一九世紀前半にアルジェリアのボーンに滞在していたフランス軍の状況を見てみると、一八三二―三三年にかけて、八千数百名の兵士のうち約五六〇〇名が熱病を発症し、そのうち約半数が死亡していたのに対し、キニーネが導入された翌年の死亡率は約五パーセントにまで低下した。一八五四年にニジェール川探検をおこなったプレイアド号は一人の死亡者を出すこともなく帰還した。乗組員には毎日のキニーネの服用が義務づけられていた。

一八五四年九月、デイヴィッド・リヴィングストンに率いられた探検隊は、大西洋に面する都市ルアンダ(現アンゴラ共和国の首都)を出発した。一行はザンベジ川を下り、ポルトガル領テテを経て、一八五六年三月インド洋に面したモザンビークの都市キリマネに到着した。ヨーロッパ人で初めてのアフリカ大陸横断であった。その行程を可能にしたのがキニーネであった。

一八七四年、ガーナのクマシで、イギリスによる二か月の軍事行動が行われた。それに参加した二五〇〇人の兵士のうち、病死した者はわずかに五〇人だけであった。さらにいえば、一八八一年から九七年にかけて、黄金海岸に滞在したイギリス官吏の死亡率(一〇〇〇人あたり)は七六、ナイジェリアのラゴスでは五三と大きく改善した。これでもイギリス本国における同年代の死亡率を五倍ほど上回っていたが、こうした数字は、アフリカが

「白人の墓場」と呼ばれ、絶望的なまでに生還を期しにくい場所ではなくなったことを示している。

キニーネによるマラリアの克服が、この時期のヨーロッパにおけるアフリカ植民地化の完成を後押しした。キニーネの原材料であるキナ属植物は、南アメリカのアンデス地方に自生する植物である。その効果をヨーロッパ人が発見し、アフリカにおけるマラリア治療に応用した。結果として見れば、ヨーロッパ人による新世界の再発見が、ヨーロッパによるアフリカ植民地化を助けたということになる。コロンブスの再発見以前の新大陸にはマラリアはなかったという説がある。歴史のいたずらというには、少し皮肉だという気がしないでもない。

アフリカ眠り病

サハラ砂漠とカラハリ砂漠に挟まれた広大な地域は、「ツェツェ・ベルト」と呼ばれてきた。何百年、何千年、あるいは何万年にもわたってアフリカ・トリパノソーマ症(眠り病)が流行してきた地域である(図4-1)。

アフリカ眠り病は、寄生性原虫であるトリパノソーマによって引き起こされる感染症で、ツェツェバエが媒介する。病状が進行すると睡眠周期が乱れ意識レベルが低下するため、何百年も前からアフリカの地では「眠る病気」と呼ばれてきた。症状が進行すれば昏睡して死に至ることもある。

一三世紀の初頭にアフリカを旅したあるアラブの地理学者は、骨と皮だけになった人と犬で溢れた村を見たと報告している。しかし、はっきりとしたアフリカ眠り病の記載としては、一四世紀末のアラブの歴史書が最古のものと考えられている。

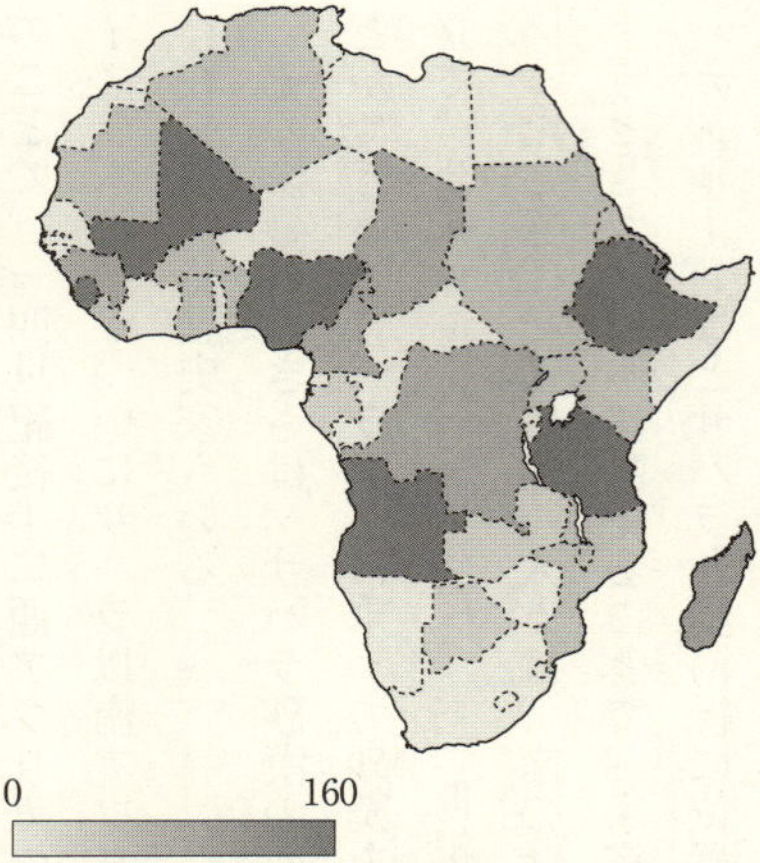

図4-1　アフリカ眠り病による死者数
(2002年，人口10万人あたり)
(WHOによる)

「ジャッタ国王は、かの地の住民をしばしば襲う眠り病で倒れたようだ……その病気にかかると、ほとんど眠ったようになり、起きても意識がぼんやりしている。病は患者が死ぬまで進む……病はジャッタの体液に二年の間とどまり、彼はイスラム歴七七五年に死んだ」

ジャッタ国王とはマリ・ジャッタ二世

のことで、一四世紀後半に西アフリカの大帝国マリを統治していた。広大な版図をもったイスラム帝国がついにサハラ以南アフリカを征服できなかった理由の一つに、この疾病の存在を挙げる歴史家もいる。

その影響の大きさは、サハラ砂漠の南で牧畜を生業として暮らしていた人々にも見ることができる。昔、ラクダに乗って砂漠を旅した人々は、緑の見えはじめる一帯を岸辺に見立て、サヘル(岸辺)と呼んだ。一三世紀、サハラ砂漠が拡大し、緑のサヘルが南に移っていったとき、そこに住む人々は、南のサバンナへではなく東へと移動し、その影響を避けようとした。南へ移動することで、家畜が全滅することを恐れたという。

カメルーンなどサハラ砂漠南縁に位置する国は、歴史的にみれば、沿岸部よりむしろ内陸のサハラ砂漠周辺地域で発展してきた。一般に、内陸部の発展は、沿岸部に比較して遅れることが多い。しかし、この地域では、乾燥地帯にツェツェバエが少なかったことが内陸の発展をもたらしたというのである。

病原体と治療

アフリカ眠り病は、ヒトだけでなく、ウマやウシにも大きな被害をもたらした。最初に、ウシやウマの眠り病を媒介するのがツェツェバエかもしれないと報告したのは、リンポポ川やザンベジ川、タンガニーカ湖の周辺を探検したスコットランド出身の宣教師、デイヴィッド・リヴィングストンであった。一八五二年のことである。その後も、ヨーロッパ人探検家たちは、探検の途上、しばしばウマやウシが死ぬことを報告した。人や物を運搬するウマの死は、探検や移動の大きな障害となった。さらにヨーロッパ人による入植が開始されると、今度は家畜が被害を受けた。被害は深刻だった。アフリカ眠り病は、開発の大きな隘路となった。

一八〇〇年代後半から、アフリカ眠り病は、イギリス、フランス、ベルギー、ポルトガル、ドイツといった国の植民地で流行を始めた。一八九六年から一九〇六年の一〇年間に、イギリス保護領だったウガンダでは二五万人が、コンゴ盆地では五〇万人が亡くなった。原因と対策を求めて多くの医師や医学者がアフリカへ派遣された。そのなかに、ロバート・マイケル・フォードとジョセフ・エベレット・ダットンがいた。

ガンビア川を行き来する蒸気船の船長だったケリー(四二歳)が、発熱と倦怠感のため、医師のフォードを受診したのは、一九〇一年五月のことだった。症状からマラリアを疑ったフォードは、キニーネによる治療を行った。しかし、キニーネが効かないこと、血液中にマラリア原虫が見つからないことから、ケリーの症状がマラリアによるものでないことはすぐにわかった。フォードは血液中に別の奇妙な虫を見つけた。病気との因果関係を疑ったものの、フォードにはそれ以上、虫と病気の関係を調べることはできなかった。

同年一二月、新設のリバプール熱帯医学校出身の若き寄生虫学者ダットンが、マラリア調査のためにガンビアを訪れた。フォードは、その機会を利用してダットンに顕微鏡試料を見せた。ダットンは、虫がトリパノソーマであることはわかるが、それが病気と関係するか否かはわからないと言った。その頃すでに、トリパノソーマがウシの消耗性疾患と関係していることは知られていた。しかし、ヒトの病気と関係しているとの報告はなかった。一九〇二年に入っても症状の改善が見られないケリーは、イギリスに帰国する。帰国後も発熱を繰り返したケリーは、一九〇三年一月一日に死亡した。この症例はイギリス医学会でも報告され、ケリーは、アフリカ眠り病で亡くなったことが明らかな最初のヨーロッパ人となった。

一九〇七年、近代細菌学の祖とされるドイツのロベルト・コッホは、ビクトリア湖北西の島で眠り病の調査をしていた。ここでコッホは、眠り病の患者に投与されていた有機砒素系薬物のアトキシルが、失明という強い副作用を示すことを知り、パウル・エールリヒにそのことを伝え、アトキシルに代わる薬物の開発を指示した。その後、アトキシルからは多数の化合物が合成された。そのうちの一つ、サルバルサンを合成し、それが梅毒に有効であることを見出したのは、日本からエールリヒの研究室に留学していた秦（はた）佐八郎であった。これは世界初の化学療法剤となった。

帝国医療・植民地医学

アフリカあるいはアジアに進出したヨーロッパ人にとって、熱帯地域における自国民の死亡率の低減、健康の維持は、何にもまして重要な課題となっていた。そのためには現地の疾病を制御する必要があった。そうした医療・医学は、後に一つの体系として「帝国医療・植民地医学」と呼ばれることになった。

奥野克巳や脇村孝平、鈴木晃仁らによれば、帝国医療とは「植民地の経営を守りその存続をはかる重要な統治ツールとして、宗主国によって植民地に導入・実践された近代医療」であり、植民地医学とは「征服側が植民地統治の中で蓄積した医学の体系全般」を指すという。言い換えれば、帝国医療とは、植民地全体の健康向上を目指した医療や衛生事業をいい、植民地医学は、西洋近代医学が植民地体制のなかで蓄積し確立した医学体系ということになる。観点は異なるが、両者は、植民地時代の医学を指す言葉として、しばしば併記される。

そうして発展した帝国医療・植民地医学は、ヨーロッパ諸国に、植民地主義を正当化する論拠を提供した。帝国医療は、植民地へ派遣した自国民を疾病から守ることを第一義的目的としたが、同時に、現地住民の健康を守り、生産性向上を図るためにも用いられた。現地住民の健康を守るという人道主義は、植民地における圧政批判をかわすための宣伝に利用された。一方、植民地医学は、近代医学に対する信用を創出した。西洋近代医学は、帝国主義実践の過程で大きな役割を果たしたが、近代医学によって未開地の病気を征服できるといった信念は、帝国支配を正当化するための重要な道具ともなった。

近代医学は、熱帯地域の医療実践から多くの発見と知見を得た。西洋医学は、熱帯地域で、それまでに経験したことのない、多くの謎の病気に出会った。熱帯熱マラリアであり、アフリカ・トリパノソーマ症であり、黄熱であり、さまざまな寄生虫性疾患であった。そうした病気の原因を探り、感染経路や自然経過を明らかにし、病原体の生活環を解明し、さらには治療法や予防法を開発することで、植民地医学は近代医学の発展に大きく貢献した。それは、西洋近代医学が科学の体系として、他の医学体系を圧倒する理由の一つとなった。

ノーベル賞と植民地医学

初期のノーベル生理学・医学賞受賞者と授賞理由を見ていくと、西洋近代医学が、熱帯地域の医療実践からいかに多くの発見と知見を得たかがわかる（表4-2）。

受賞理由を見ていくと、一九〇二年のロナルド・ロスはマラリア原虫の生活環の研究、一九〇五年のロベルト・コッホは結核の研究、一九〇七年のシャルル・ルイ・アルフォンス・ラヴランはマラリア原虫を発見した功績、一九二七年のユリウス・ワーグナー＝ヤウレックは麻痺性痴呆に対するマラリア接種の治療効果の発見、一九二八年のシャルル・ジュール・アンリ・ニコルは発疹チフスの研究、一九二九年のクリスティアーン・エイクマンは、不足すると脚気の原因となるビタミンの発見（脚気とは、ビタミンB_1欠乏のため、末梢神経障害と心不全を起こす病気）。第二次世界大戦後のことになるが、南アフリカ出身の微生物学者マックス・タイラーは、一九二七年の黄熱ワクチン開発の功績により、一九五一年にノーベル賞を受賞している。

こうした研究は、当時の植民地を舞台として行われた。彼らの多くは軍医か海外駐在の

表 4-2　ノーベル生理学・医学賞 1901-30 年(理科年表による)

年度	名前(国)	受賞理由
1901	E. A. ベーリング(ドイツ)	血清療法の研究，特にジフテリアへの適用
1902	**R. ロス(イギリス)**	**マラリアの研究，生体への侵入の機構の解明と治療法の確立**
1903	N. R. フィンセン(デンマーク)	集中的な光照射による治療，特に狼瘡の治療法
1904	I. P. パヴロフ(ロシア)	消化の生理学
1905	**R. コッホ(ドイツ)**	**結核の研究**
1906	C. ゴルジ(イタリア)，S. ラモン・イ・カハール(スペイン)	神経系の構造の研究
1907	**C. L. A. ラヴラン(フランス)**	**疾病の発生における原虫類の役割の研究**
1908	I. I. メチニコフ(ロシア)，**P. エールリヒ(ドイツ)**	免疫の研究
1909	E. T. コッヒャー(スイス)	甲状腺の生理学・病理学・外科学
1910	A. コッセル(ドイツ)	核内物質を含むタンパク質の研究，細胞化学
1911	A. グルストランド(スウェーデン)	眼球の屈折光学
1912	A. カレル(フランス)	血管縫合と血管・臓器の移植の研究
1913	C. R. リシェ(フランス)	アナフィラキシーの研究
1914	R. バーラーニ(オーストリア)	内耳系の生理学と病理学
1919	J. ボルデ(ベルギー)	免疫に関する発見
1920	S. A. S. クローグ(デンマーク)	毛細血管の運動の制御機構の発見
1922	A. V. ヒル(イギリス)	筋肉中の熱発生に関する発見
	O. F. マイヤーホフ(ドイツ)	筋肉における酸素の消費と乳酸の代謝の関係の発見
1923	F. G. バンティング(イギリス)，J. J. R. マクラウド(カナダ)	インスリンの発見
1924	W. アイントホーフェン(オランダ)	心電図法の発見
1926	J. A. G. フィビゲル(デンマーク)	スピロプテラ・カルキノーマの発見
1927	**J. ワーグナー-ヤウレック(オーストリア)**	**麻痺性痴呆に対するマラリア接種の治療効果の発見**
1928	**C. J. H. ニコル(フランス)**	**チフスの研究**
1929	**C. エイクマン(オランダ)**	**抗神経炎ビタミンの発見**
	F. G. ホプキンズ(イギリス)	成長刺激ビタミンの発見
1930	K. ラントシュタイナー(オーストリア)	人間の血液型の発見
1951	**M. タイラー(南アフリカ)**	**黄熱およびその治療法に関する発見**

植民地医務官であった。

フランス軍医ラヴランは、一八八〇年、派遣先のアルジェリアで患者血液中にマラリア原虫を発見した。インドのセカンダラバードに駐在していたイギリス軍医ロナルド・ロスは、一八九七年、蚊の胃袋にマラリア原虫を発見し、蚊と原虫の生活環を明らかにした。この研究は、ロスの師であったパトリック・マンソン卿の先行研究を大いに参考にしたものであった。

マンソンはスコットランド出身の医師であったが、中国東南海岸厦門（アモイ）の関税局医務官であったとき、皮膚や皮下の結合組織が増殖し象の皮膚のようになる象皮病患者を数多く診察し、象皮病が「糸のような虫（ミクロフィラリア）」によって引き起こされること、さらにはこの糸のような虫が蚊によって媒介されることを発見した。一八七七年、ロスの発見に先立つ二〇年前のことであった。フィラリア症は、昆虫によって媒介されることが明らかとなった最初の病気となった。ただしマンソンは、感染環に関して、ミクロフィラリアを吸血した蚊が水中で死んだとき、ミクロフィラリアが水中に放出され、その水を飲むことによってヒトが感染すると考えていた。

パズルの最後の一片は、一九〇〇年に、オーストラリアの寄生虫学者であるトーマス・

レイン・バンクロフトが、蚊に刺されることによってミクロフィラリアが感染することを発見したことによって明らかになった。

要約すれば、以下のようになる。スコットランド、フランス、イギリス出身の医師が、それぞれ中国、アルジェリア、インドでの駐在中に、ある種の昆虫がマラリアを媒介すること、マラリアの原因が原虫であること、その原虫は蚊の吸血によってヒトに移入されることを明らかにした。そのうちの二人がノーベル賞を受賞した。

また、一九二八年受賞のニコルの発疹チフスの研究は、当時フランスの植民地であったチュニスで行われた研究であったし、一九二九年受賞のオランダ人エイクマンの脚気研究は、オランダ領バタビア(現インドネシア)で行われたものであった。

一八九四年、香港

一八九四年香港で起こったペスト流行、それに対する国際的防疫体制の確立は、帝国医療・植民地医学と、近代以降発展した西洋医学が結びついた事例の一つである。

マクニールの『疫病と世界史』によれば、発端は、一八五五年に雲南省で起こった軍の反乱にあったという。反乱の鎮圧に派遣された政府軍兵士が、その地方で風土病的に根を下ろしていたペストに感染し、帰還とともにペストを中国各地に持ち帰った。そのペストが、一八九四年、広州、香港へと広がった。

筆者が、知人を通して雲南大学の歴史学者、周琼教授に確認したところ、一八〇〇年代半ばの雲南ではペストが風土病的に流行していたこと、そして一八五五年には雲南省で大規模な反乱があったとの回答を得た。

香港ではこの年五月、中国人が密集する大平山地域でペストが流行し、この月だけで約四五〇〇名が死亡した。国際港湾都市でのペスト流行は、西欧社会に衝撃を与えた。過去、数世紀にわたって流行を繰り返し、社会に大きな被害をもたらしたペストは、この時でさえ、ヨーロッパ人の精神世界に大きな影を落としていたのである。

国際調査団が組織され、現場に派遣された。そのなかに、一人の日本人と、一人のスイス生まれのフランス人がいた。名前を北里柴三郎とアレクサンドル・イェルサンといった。前者はコッホの弟子であり、後者はフランスの細菌学者パスツールの流れを汲む。時代を代表する二人の細菌学者の弟子が、原因菌の探索にあたった。

北里は、香港に到着後、間を置かずペストの病原菌を発見し、その成果を「ペスト菌（予報）」として、イギリスの医学雑誌『ランセット』の一八九四年八月号に発表した。遅れて、イェルサンもペスト菌の発見を報告した。両者の違いは、ペスト菌がグラム染色によって陽性に染まるか染まらないかの違いであった。グラム染色とは、デンマークの細菌学者ハンス・グラムによって発明された染色法で、細菌は、染色によって大きく二つに分類される。染色によって紫色に染まるものをグラム陽性菌、紫色に染まらず赤く見えるものをグラム陰性菌という。染色性は、主として、細胞壁に含まれる脂質の量で決まる。脂質が少ないとグラム陽性に染色され、脂質が多いとグラム陰性になる。一般的な話であるが、グラム陰性菌は病原性が強く、グラム陽性菌は弱い。北里が発見した菌がグラム陽性菌と記載されていたのに対し、イェルサンの発見した菌はグラム陰性菌となっていた。結果からいえば、イェルサンの報告が正しかった。

しかし、イェルサンも北里も、ペストの感染経路を明らかにすることはできなかった。パズルの最後の謎を解いたのは、台湾で研究を行っていた緒方正規とボンベイにいたフランス人科学者ポール・ルイ・シモンであった。一八九七年、緒方とシモンは、ペストがノミで媒介されることを明らかにした。

このときの国際協力体制は、欧米社会への脅威が引き金となった。香港在住ヨーロッパ人の保護と、香港という国際港湾都市から欧米社会へのペスト移入を防ぐことが目的とされた。

一八四二年、阿片戦争の結果締結された南京条約によってイギリスに割譲された香港は、わずか数十年という短い期間に、未開発の寒村から東アジアの主要な貿易港となっていた。割譲時に八〇〇〇人ほどだった人口は、一八六五年には一二万五〇〇〇人（うち二〇〇〇人が欧米人）となっていた。香港からのペスト流入は、欧米社会にとって、まさに現実の脅威だったのである。

香港での国際協力は成功した。隔離検疫が有効に機能した結果、欧米へのペスト移入は予防できた。ただし香港では、その後三〇年間にわたってペストは流行を続け、社会問題であり続けた。

清朝末期の一九一一年、さらに一九二一年の満州で、大規模な肺ペストの流行があった。このときも、国際調査団が速やかに組織された。背景には、香港での成功体験以外に、複雑な国際政治上の駆け引きがあった。満州での肺ペスト流行の情報を得たロシアと日本は、ペスト対策を口実に満州進出を企図した。一方、そうした動きを憂慮した清朝政府は、一九一一年、奉天で国際ペスト会議を主催、日露両国以外にイギリス、フランス、ドイツ、イタリア、オランダ、オーストリア、アメリカ、メキシコといった国を招き、日露両国の介入を未然に防ごうとした。国際調査団が速やかに組織され、結果、清朝政府の意図は成功した。これは帝国主義下で、感染症とその対策が政治問題化した最初の例となった。

香港のペスト流行が与えた教訓は二つある。

第一に、とにもかくにも、それまで欧米社会が植民地経営を通じて蓄積した医学的経験が十全に発揮されたこと。国際協力下での検疫体制がなければ、この時のペスト流行が世界規模での惨禍となった可能性もあった。

第二は、感染症とその対策が、近代国際政治の表舞台に登場してきたことである。そうした事例は現在でもある。重症急性呼吸器症候群(SARS)や新型インフルエンザは、近年における例であるし、根絶された天然痘ウイルスの保管をめぐって、国際社会のパワーポリティクスが働いたこともある。

帝国主義がもたらした流行

ペスト流行に対する国際防疫体制の確立がこの時期の帝国医療・植民地医学の功績だっ

たとすれば、一九一八年から一九年にかけて世界的に流行した新型インフルエンザは、帝国主義が感染症流行に与えた大きな負の遺産といえるかもしれない。

第一次世界大戦末期の一九一八年から一九年にかけて流行したスペイン風邪は、世界全体で五〇〇〇万人とも一億人ともいわれる被害をもたらした。最も大きな被害を受けた地域や国が、アフリカやインドであった(表4-3)。

表4-3　スペイン風邪(1918-19年)による推計死亡者数(Johnson & Mueller(2002)をもとに改変)

世界全体	4880万人－1億人
アジア	2600万人－3600万人
インド	1850万人
中国	400万人－950万人
ヨーロッパ	230万人
アフリカ	238万人
西半球	154万人
アメリカ	68万人
日本	39万人

サハラ以南アフリカでの被害は、約二三八万人と推定されている。当時のアフリカの人口の二パーセントに相当する。これほどの人口が一年から二年という短期間に死亡したことは、アフリカ大陸における人口学的悪夢だった。

流行をもたらした要因として、植民地時代にアフリカ大陸へと持ち込まれた交通システム(海岸沿いに港と港を結ぶ船舶、海岸と内陸部を結ぶ鉄道や道路、河川を行き来する船舶)と、第一次世界大戦下で戦時体制に組み込まれた軍隊と労働者の移動があった。

一九一四年に勃発した第一次世界大戦は、当初はヨーロッパに限局された戦いであったが、ほどなく、ヨーロッパ列強が支配する植民地を通して全世界へと波及していった。サハラ以南アフリカも例外ではなかった。開戦翌年の一九一五年には、イギリス・フランス連合軍によって、ドイツ植民地である西アフリカのトーゴが占領された。同年、南アフリカ軍によってドイツ領南西アフリカも占領され、開戦から二年目の一九一六年にはカメルーンが、四年目の一九一八年にはドイツ領東アフリカもイギリス・南アフリカ連合軍によって占領された。そうした戦闘の主力を担ったのが、現地の植民地軍であった。アフリカ人が戦闘に参加し、その過程で食料や労働力が強制的に移動させられた。それまで見られなかった規模での人の移動がアフリカ各地で起こった。

そんなとき、忽然と姿を現したのがスペイン風邪であった。

植民地のスペイン風邪

サハラ以南アフリカのスペイン風邪流行は、西アフリカ、シエラレオーネの首都フリータウンから始まった。当時のフリータウンは、石炭の補給基地としてヨーロッパと南アフリカを結ぶ重要な港であった。

一九一八年八月一五日、ヨーロッパから約二〇〇名の患者を乗せた一隻の軍艦がフリー

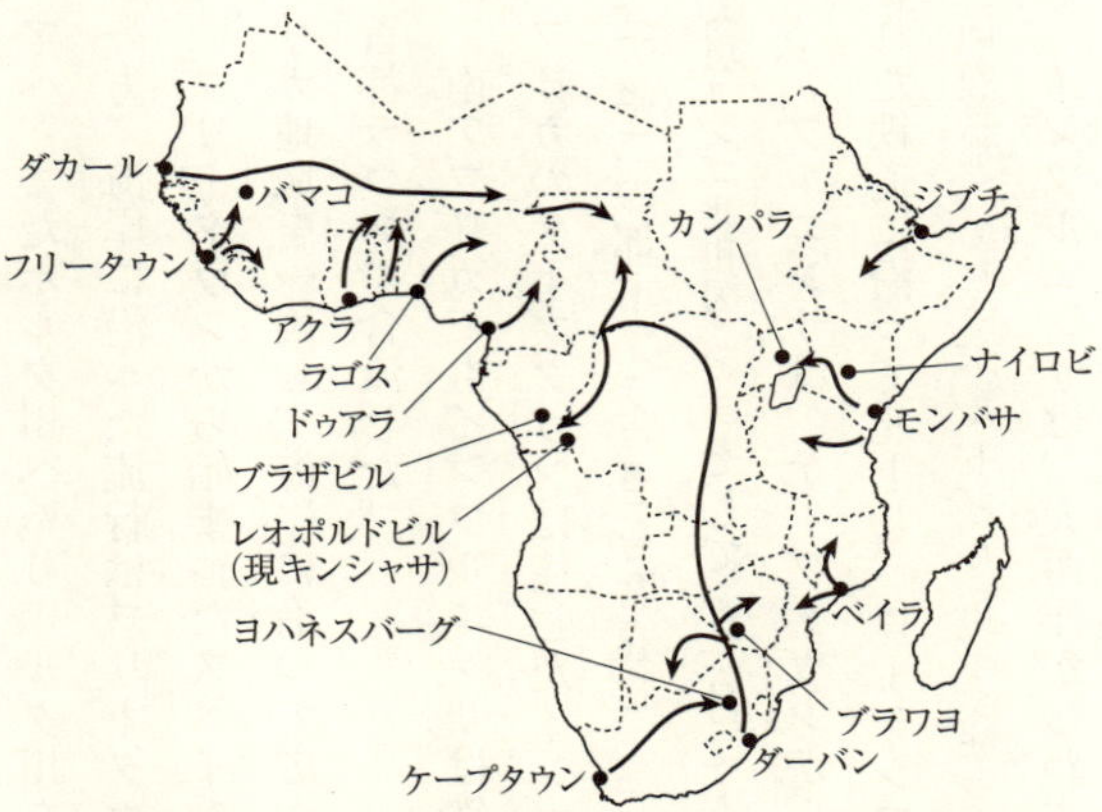

図4-2 アフリカ大陸におけるスペイン風邪の流行
(Patterson と Pyle による)

タウンに姿を現し、現地の労働者を使って石炭の積み込みを行った。一〇日後には、二人の現地人が肺炎のため死亡し、多くの人がインフルエンザの症状に苦しみはじめた。

流行は、船舶を通してアフリカ大陸沿岸部の港から港へと広がり、さらに銅や金、木材といった天然資源を運ぶために整備された鉄道と河川に沿って港から内陸部へと広がっていった(図4-2)。

例えば西アフリカでは、セネガルの首都ダカールへ達したインフルエンザは、フランス領西アフリカからセネガル川を遡り内陸のサバンナ地方へ広がっていった。内陸部に広がったインフルエンザは、バマコ(マリの首都)鉄道に沿ってマリに広がると同時に、マリからニジェール川へ入り、ニジェール川を上流から下流へと下り、ニジェール、ナイジェリアへ、またボルタ川へ至りボルタ川を上流から下流へ下り、ガーナへと広がっていった。一方、海岸に沿った流行はフリータウンから東へガーナ、トーゴへと広がっていった。フリータウンから始まったスペイン風邪の流行は、数か月のうちに反時計回りに西アフリカ地域を一周し、海岸に沿って広がった流行と、ガーナの首都アクラやナイジェリアの首都ラゴスで合流した。

南アフリカでもインフルエンザは鉄道と河川に沿って広がった。一九一八年九月、南アフリカのケープタウンに達したインフルエンザは一〇月初旬には南ローデシア(現ジンバブエ)第二の都市ブラワヨを席巻し、一〇月下旬には北ローデシア(現ザンビア)、仏領コンゴ(現コンゴ共和国)を、そして一一月に入るとベルギー・コンゴ(現コンゴ民主共和国)を襲った。インフルエンザは、ケープタウンからダイアモンドや金を採掘し、輸出するために整備された鉄道に沿って北上し、ローデシアへ至り、やがてコンゴ川からブラザビル(コンゴ共和国の首都)、レオポルドビル(現キンサシャ＝コンゴ民主共和国の首都)を経由し大西洋へ抜けた。

インフルエンザは、大西洋からわずか二〇〇キロほど内陸に入ったところにあるキンサシャやブラザビルに、海岸からでなく、ケープタウンから鉄道に乗って持ち込まれた。鉄道がインフルエンザ流行に与えた影響の大きさがわかる。その鉄道は、まさに植民地経営の屋台骨だった。

スペイン風邪は、インドでも被害を出した。インドだけで二〇〇〇万人もの死者を出した。追い討ちをかけたのは飢饉だった。飢饉による栄養失調がインフルエンザに対する抵抗性を減弱させ、インフルエンザが労働力の低下をもたらした。穀物生産量は五分の一に低下し、食料価格は数倍に高騰した。にもかかわらず、重要な戦時物資であった穀物は、戦時下であったイギリスへ輸出された。悪循環に拍車がかかった。

こうして見てくると、第一次世界大戦は植民地を巻き込んだ総力戦だったことがわかる。アフリカにおける列強の代理戦争がインフルエンザ拡大の土壌を提供し、植民地経営の屋台骨を支えた鉄道がインフルエンザを運んだ。被害を悪化させたのは、植民地からの収奪であった。

進化医学

仮定の話だが、スペイン風邪が、第一次世界大戦中のこの時期以外に出現していたとしたら、流行のようすと被害の状況は、どのようなものになっていただろうか。

第一に、流行速度は現実のスペイン風邪よりも緩やかなものだったに違いない。兵士や物資の動員や、前線における塹壕や兵舎といった密集した居住環境は、病原体の伝播に格好の土壌を提供したはずである。現実のスペイン風邪の流行では、多くの地域で、第一波の流行より第二波の流行で致死率が高く、第三波で再び致死率が低下した。スペイン風邪の流行速度とウイルス毒性の関係は、病原体進化の問題として興味深い。

進化医学と呼ばれる分野がある。病気は、自然選択による進化に本質的な原因がある、例えば、発熱という生理現象は、病原体を排除するための進化的適応反応であると考える。したがって、解熱という医療行為は時として病気からの回復を遅らせることになると考える。あるいは、マラリアは一般に重症化する方向へ進化してきたと考える。マラリア患者は疲労し動けなくなると、蚊に刺されやすくなる。患者が蚊に刺されれば刺されるほどマラリア原虫の繁殖機会は増大すると考えるのである。この考え方に従えば、蚊帳の使用は、患者が重症であったとしても、蚊の吸血機会の増大に貢献しない、つまり、患者の重症化がマラリア原虫の繁殖に必ずしも寄与しなくなることから、症状軽症化への「淘汰圧」として働く可能性があるということになる。

宿主が元気で動き回ることが病原微生物の繁殖に有利であれば、病原微生物は軽症化の方向へ進化する。例えば、飛沫感染する呼吸器感染症では、患者が元気で動き回れるほど、感染機会が増大する、とすれば、インフルエンザウイルスは、長期的には軽症化の方向へ淘汰の圧力を受けることになる。自然宿主である水鳥の間では、通常、インフルエンザウイルスは病気を起こさない。それは、そうした淘汰圧をウイルスが受け続けた結果かもしれない。

一方、短期的には別の考え方もできる。インフルエンザは、流行速度が速ければ速いほど、毒性の高い強毒株を選択するという考え方である。流行が爆発的に起こる環境では、毒性が強く、患者が重症化したとしても、強力に感染するウイルスは、高い増殖機会をもつことができる。逆にいえば、毒性の高いウイルスは、流行が穏やかな状況下では、短期的には選択されにくいといえるかもしれない。次の感染が起こる前に、宿主が死亡すれば、感染鎖は途絶え、ウイルス自身の生存が危機に晒されることになるからである。

一九一八年のスペイン風邪の場合、流行初期の第一次世界大戦下という状況は、兵士や物資の動員、前線における塹壕や密集した兵舎、植民地における現地人兵士や住民の戦争への関与といった、平時とは異なる体制が、流行速度の拡大に寄与した。高い流行速度は、毒性の高いウイルスへの選択圧として働き、その結果、第一波より第二波で、より大きな被害をもたらしたと考えることもできる。やがて流行が進行するとともに、免疫を獲得した人の割合が増加し、流行速度が緩やかになる。それにしたがって、毒性の低いウイルスが選択された。その結果、第三波の流行は、被害の軽微なものになった、ということだったのかもしれない。いずれにしても興味深い思考実験ではある。

2 「感染症の教科書を閉じるときがきた」

多くの悲劇を経験したにもかかわらず、二〇世紀半ばから後半を迎えて、私たち人類は感染症に対し大きな幻想を抱くことになった。

「感染症の教科書を閉じ、疫病に対する戦いに勝利したと宣言するときがきた」と発言したのは、当時のアメリカ公衆衛生局長官ウィリアム・スチュワート、一九六九年、アメリカ議会公聴会でのことであった。ペニシリンをはじめとする抗生物質が開発され、小児と家族を苦しめたポリオに対するワクチンの開発が成功し、天然痘根絶計画は達成まであと一歩のところまで来ていた。

世界中が科学と技術に夢を託した時代だった。一九六一年にケネディ大統領が発表し実施されたアポロ計画は、一九六九年七月二〇日に人類初の月面有人着陸として結実した。

社会における疾病構造も大きく転換しつつあった。疾病構造は、社会の全死亡における、死因別の疾病割合で表される。人口構成、保健制度・医療体制、社会経済構造などの変化によって、時代とともに変わっていく。近代以降、疾病構造は、周産期疾患や結核といった感染症主体の段階から、肥満や高血圧、糖尿病、がんといった非感染症主体の段階へと移行してきた。欧米社会では、一八〇〇年代後半以降こうした移行が徐々に始まり、一九〇〇年代半ばに至り、その傾向は顕著となった。医学、公衆衛生学の進歩が、感染症死亡の減少に貢献したと考えた人々は、感染症の制圧に対し、バラ色の未来を夢見はじめたのである。

ペニシリンの開発

ペニシリン開発の歴史は、一九二九年、アレクサンダー・フレミングが、培養実験中に生じた青カビがブドウ球菌の発育を阻止することを発見したことに始まる。培養基中の青カビの周囲に、ブドウ球菌が発育しない領域が同心円状にできていた。その現象を見たフレミングは、青カビが産生する物質に抗菌作用があると考えた。仮説は、青カビの培養濾過液中にも活性物質が存在することによって強固なものになった。活性物質は、青カビの学名にちなんでペニシリンと名づけられた。フレミングはこの発見の重要性を認識し、一九二九年六月の『英国実験病理学誌』に論文を発表したが、当時の医学関係者の間で大きな反響をよぶことはなかった。結局、フレミングはペニシリンの精製には成功せず、この発見は、しばらくの間、忘れられることになった。

発見から約一〇年の時間をおいた一九四〇年、フレミングの論文を読んだハワード・フローリーとエルンスト・ボリス・チェーンが、ペニシリンを再発見した。二人の科学者は、ペニシリンの治療効果と化学組成を明らかにし、製剤開発に道を開いた。翌年には、臨床の場で有効性が確認され、一九四二年には、ペニシリンが単離実用化された。結果は劇的であった。ペニシリンは第二次世界大戦中に多くの負傷兵、戦傷者を救った。歴史上、第二次世界大戦は、感染症による死亡者数が銃弾による戦死者を下回った初めての戦争となった。第二次世界大戦当時のアメリカでは、ペニシリン大量生産への取り組みは、マンハッタン計画と並ぶ国家プロジェクトとされた。

ペニシリンの実用化以降、さまざまな細菌に対する生育阻止作用をもつ抗菌物質の開発は加速した。結果、人々をあれほど恐れさせたペストや発疹チフス、腸チフス、梅毒といった感染症の多くが治療可能となった。数世紀にわたって出産後の第一死因であった産褥熱(分娩前後の細菌感染による熱性疾患)は激減した。もちろん、ペニシリンをはじめとする抗菌物質がすべての感染症に有効だったわけではないが、当時の人がバラ色の未来をすぐそこに見た気がしたとしても不思議ではなかった。

ダイムの行進

人類が感染症に対しバラ色の未来を夢見たのは、ペニシリンの発見ゆえばかりではなかった。一九四〇年代以降、多くの医学的快挙が達成された。その一つに、ポリオワクチンの開発がある。

ポリオは、おそらく古代から人類とともにあった。エジプト第一八王朝(紀元前一六世紀–紀元前一四世紀)の石碑の中に、ポリオ特有の短く変形した足をもつ若い神官らしき男が杖をついている姿を見ることができる。そのポリオが、二〇世紀前半、欧米諸国で流行しはじめた。大半の場合、感染したとしても症状は穏やかであるが、ウイルスが中枢神経を侵すと筋肉の変性や麻痺が起き、重篤な障害を残す。

一九一六年から一七年にかけて見られた流行では、ニューヨークだけで、九〇〇〇人以上の患者と二〇〇〇人以上の死者を出した。生き残った者にも麻痺が残った。残りの生涯を松葉杖で送らなければならない者もいた。原因も治療法もわからなかった。当時の公衆衛生当局は、ペスト流行時を彷彿とさせる措置をとった。患者が発生した家は隔離され、ドアには警告の紙が貼られた。

一九二一年には、三九歳になる民主党の若き政治家がポリオに倒れた。メイン州沖合の島で夏季休暇をとっていた八月一〇日夜、男は突然の病に襲われた。一命は取り留めたものの、残りの人生を男は後遺症と闘うこととなった。男の名は、フランクリン・デラノ・ルーズベルト、後の研究では、ルーズベルトは、急性・多発性の根神経炎であるギラン・バレー症候群だった可能性も示唆されている。ギラン・バレー症候群は、主に運動神経が障害される。四肢に力が入らなくなり、重症の場合は呼吸不全をきたす。

ルーズベルトは、一九三三年から一九四五年に死亡するまで、四期大統領を務めた。大恐慌を乗り切り、第二次世界大戦を指導した。その一方で、ポリオに苦しむ人々を救うための方法を模索していた。そうした努力は一九三八年、全米ポリオ財団の設立として実を結んだ。財団の目的は「人の命を奪ったり、人を不自由にしたりするポリオとの闘いを進める」ことにあった。ルーズベルトはこの年、ポリオと闘うため、一〇セント(ダイム)をホワイトハウスに送るようラジオで全国民に呼びかけた。すぐに一〇〇万ドル以上の寄付が集まった。基金は、後遺症をもつ者への支援、研究助成、啓発活動に使われた。この社会運動は「ダイムの行進」と呼ばれた。しかし、流行を止めることはできなかった。流行は繰り返し起こった。細菌感染症の治療には抗生物質が劇的な効果を発揮したが、ポリオには治療法も予防法もなかった。一九五二年、ポリオは再びアメリカを襲った。全米で六万人近くが発病し、三〇〇〇人が死亡し、二万人を超える人に障害が残った。

ポリオ・ワクチン

惨禍を救ったのは、ワクチンだった。一九五四年には、ジョナス・ソークが開発した不活化ポリオ・ワクチンの大規模野外実験が始まった。不活化ワクチンとは、細菌やウイルスを不活化して毒性をなくし、免疫に必要な物質を取り出して作ったワクチンをいう。ワクチンは、体内に入っても増殖しないため、安全性が高いが、免疫の持続時間が短いという欠点がある。不活化ワクチンは、通常、数回の接種が必要になる。

ワクチンには不活化ワクチンのほかに弱毒生ワクチンがある。弱毒生ワクチンとは、毒性を弱めた細菌やウイルスを用いて作るワクチンをいう。一般に不活化ワクチンに比べて獲得免疫力が強く免疫持続期間も長いが、生きている病原体を使うため、感染による副作用を抑制する必要がある。

四〇万人以上の子供たちへ不活化ワクチンが接種され、安全性と有効性が確認された。そのとき、アメリカは、国を挙げてその成功を祝った。時の大統領アイゼンハワーは、不活化ワクチンを全世界に提供する用意があると発表した。

一九五〇年代後半には、アルバート・セービンによって、弱毒生ワクチンが開発された。これによって、世界標準ワクチンが確立した。

「ダイムの行進」によって集められた基金は、ポリオワクチンの開発に大きな貢献をした。寄付は、一九六二年までに六億ドルを超えた。広範な大衆運動によるワクチンの開発、それによるポリオの制圧といった成功体験は、その後のアメリカ社会の医療・医学に対する考え方に大きな影響を与えた。現在でも、インフルエンザに対するアメリカの対応はワクチンが主体となっている。一九六〇年代半ば以降の天然痘根絶計画に対するアメリカの貢献の背景にも、こうしたポリオワクチンによる成功体験があるような気がする。

ポリオは人類にとって古い病気である。にもかかわらず、西側諸国での大規模な流行は、二〇世紀以降にはじめて見られることになった。経済が発展し、衛生状況も改善しつつあったその時期にポリオの大規模な流行は始まった。この公衆衛生学的矛盾は、いまだに謎である。この謎に挑戦してみたい。

まず、二〇世紀以前の、衛生状況が比較的悪い社会でのポリオ流行の様子を考えてみる。ポリオが蔓延していたことは、間違いない。ポリオは、エンテロウイルス属に分類されるポリオウイルスによって引き起こされる。ウイルスは腸内で増殖し、糞便から排出される。排出されたウイルスは経口感染する。こうした感染様式は糞口感染と呼ばれ、衛生状態が悪いところでよく流行する。

一方、感染症では、流行強度と平均感染年齢は逆相関する。流行強度が高いほど平均感染年齢は低くなり、逆に、強度が低いほど感染年齢は高くなる。このことにはプロローグ「小児の感染症」の項でも触れた（巻末付録も参照）。つまり、二〇世紀以前の衛生状態が比較的悪い社会では、平均感染年齢が低く、二〇世紀に入って衛生状況が改善されるにつれて、ポリオの感染年齢は上昇していったのかもしれない。二〇世紀以降、西欧社会のポリオは主に小児を襲ったが、二〇世紀以前の社会では、ポリオは乳幼児に感染していた可能性がある。

感染の多くが、母親からの移行抗体をもつ生後六か月以内、あるいは母乳から防御抗体が与えられる授乳期間に起こっていたとすれば、母親からの抗体は、感染を完全には予防しなかったとしても、感染強度を下げることによって、ポリオの特徴である麻痺を予防したかもしれない。

ポリオは、感染後一―二週間で、発熱、倦怠感、嘔吐、下痢などを初発症状として発症する。こうした症状が数日続き、熱が下がる頃、四肢に弛緩性の麻痺を生じる。重症の場合は、横隔膜まで麻痺し呼吸不全となるが、重症例は少数で、大半は風邪様症状だけで治癒する。これを不顕性感染といい、ポリオウイルス感染で麻痺が残るのは一〇〇〇人の感染者のうち一人程度である。

一方、衛生状態が改善すると、流行が穏やかになり、出生直後のウイルスへの暴露が低下する。平均感染年齢は上昇し、結果として、ポリオ発症数が多くなったのかもしれない。とすれば、ポリオを巡る謎は、疫学的に矛盾がないばかりか、疫学的にはまったく正しいことになる。

天然痘根絶計画

一九五八年、天然痘根絶計画が開始された。計画は、WHO（世界保健機関）の最高意思決定機関である総会において可決されたことによって始まった。当時、天然痘は四〇か国以上で流行し、世界最大規模の感染症の一つであった。毎年、一〇〇〇万人以上が感染し、約二〇〇万人がこの病気のために死亡していた。

根絶計画の提案はソ連邦代表によって行われた。多くの国が、提案の趣旨に理解を示したものの、その実現には疑問を呈した。事実、根絶計画は開始されたものの、計画の進行状況は満足のいくものではなかった。

一九六五年のアメリカ大統領の声明が転換点となった。当時の大統領リンドン・ジョンソンが、計画推進を強力に支持する声明を発表した。一〇年に及ぶ天然痘根絶集中計画がWHOで承認され、ようやく地球規模で動き出した。

時代は東西冷戦の真っただ中にあった。一九五七年一〇月四日、ソ連は人工衛星「スプートニク1号」を打ち上げ、科学技術や宇宙開発で東側諸国を圧倒していると信じていたアメリカをはじめとする西側諸国に衝撃を与えた。スプートニク・ショックの影響は生々しく、その後両国は、人工衛星や宇宙開発で鎬を削っていくことになる。天然痘の根絶計画は、そうした政治状況下での米ソ共同事業となった。この事業をその時代の画期的出来事と評価する声は高い。しかしこの時点における計画自体の妥当性に関していえば、専門家の間でさえ、懐疑的な意見が多数を占めていた。開発途上国の大半は計画に賛意を示したが、先進国の多くは反対した。天然痘根絶集中計画は、わずか二票差で承認された。

僅差で承認された計画は、多くの専門家の予想通り、技術的あるいは社会的、文化的障壁に直面した。一方で、現場で患者の発見やワクチン接種に当たった者は、ジャングルや砂漠、高地に分け入り、あるいは内戦の傷跡も生々しい国において計画達成に邁進した。東西冷戦下にもかかわらず、計画が米ソ両大国の共同提案として承認された利点が最大限に発揮された。

技術的問題も徐々に解決されていった。根絶計画における大きな技術的到達点は、二叉注射針と凍結乾燥ワクチンの開発であった。二叉注射針とは、針の先が二叉に分かれていて、その針を、ワクチンの溶液に浸けると、表面張力で必要な量の溶液が二叉の間で確保できる注射針である。これによって、接種するワクチンの量が一定になり、安定した免疫を獲得できるようになった。凍結乾燥ワクチンは、ワクチンを凍結、乾燥させることにより、常温での保存と輸送を可能にしたワクチンで、それによって、それまで必要だった

「冷蔵の鎖」が不要になった。こうした技術の開発によって、電気の通わない灼熱の熱帯地域でもワクチン接種が可能になった。

天然痘は、一九七二年に南米から根絶された。同年、インドネシアでも根絶され、翌年にはアフガニスタンで、一九七四年にはパキスタンで、一九七五年にはインドで根絶された。アジアから急速に天然痘が消えていった。残った流行地はアフリカだけとなった。

アフリカの天然痘

アフリカにおける天然痘対策は、一九六七年、アメリカの協力によってまず西および中央アフリカで始まった。西および中央アフリカでの天然痘対策は順調に進んだ。それに刺激されるかたちで他のアフリカ諸国でも天然痘への取り組みが始まった。ザイール、タンザニア、ザンビア、一つまた一つと計画は達成された。こうした成功が、計画に懐疑的だった人々の考え方を変えていった。多くの国が計画への協力を申し出た。

しかしアフリカ大陸全体でみれば、根絶への道は、いまだ半ばだった。エチオピア、ソマリア、ジブチ、ケニアの一部を含む「アフリカの角(つの)」と呼ばれる地域は、砂漠、高山、密林が入り混じる複雑な地形をもつ上に貧しく、ゲリラ活動が盛んで、政治的安定には程遠い状況が続いていた。天然痘は、この地域で最後まで流行を続けていた。根絶計画本部は、この地域を最後の前線として総力戦を展開する。

チグロールまで

当時のようすを、第二代天然痘根絶本部長であった蟻田功はアメリカ平和部隊の一員の記録として次のように記している。

「私たち三人は、ランドローバーに乗り、木曜日にガムベラ町をたってジロというところに着いた。そこからは川を渡らねばならない。しかし、水かさが高くて、車では渡れない。三日間も議論して、迷いに迷ったすえ、ついに私たちは、スーダン国境に向け、二〇〇キロメートルを歩くことにした。帰りは、どうしよう。（略）そのとき、ちょうど、ジロに、宣教師たちを乗せた飛行機が着陸したので、パイロットにたのんでみた。「私たちは、これからスーダン国境近くのチグロールまで歩くんだ。二週間後に、チグロールで、私たちを乗せてくれないか」「たぶん、乗せられるだろう。しかし、君たちの言う五月一日の朝八時に、もし私が行かなかったら、ダメになったと思ってくれ」（略）午後三時、方位針をたよりに、西に向かって歩きはじめた。（略）長い、暑い、徒歩での旅行だった。毎日、毎日、この地球上で、もっとも文明の後れた土地を歩き続けた。しかし、すずしくてキラキラかがやくような朝、ジロ川のさざ波、そして、清潔でおだやかな住民たちが、私たちをなぐさめてくれた。(略)歩きはじめて一一日目の夜、チグロールに着いた。その日は朝の七時半から休みなく歩きどおしだった。なかまの一人は、アメーバ赤痢にやられ、激しい下痢にみまわれた。ベッドから起きられず、弱っていくばかりだ。(略)私にも、下痢がおそってきた。二日間、何も食べられない。一かけらの肉も、そのまま血便のなかにでた。おかしなことに、この下痢は、五月一日の朝九時、つまり約束の時間から一時間たって、私たちがジロでたのんだパイロットがとうとう来ないと絶望したときから始まったのだ。(略)チグロールの飛行機の来ない滑走路には、ＤＣ３型機の残がいがあった。私たちは、そのつばさに横たわったりして、来ない飛行機を待った。チグロールの警察は、私たちの健康が、かなりよくない状態だと、ガムベラに緊急連絡をした。五月三日の朝、突然、爆音が聞こえた。飛行機が来たのだ。私たちはベッドから飛びおり、飛行場に走った。飛行機は、二回、村の上を飛び回って、飛び去った。私たちの心は、重くしずんだ。ゆっくり、ゆっくり、また爆音が聞こえはじめた。そして飛行機は着陸したのだ。その機上の人となって、私たちは、チグロールの村をながめた。大きな川が、スーダン国境に向かって流れていた」

（蟻田功『地球上から天然痘が消えた日』）

高所から高所へ

この地域の根絶計画には、アメリカだけでなく、日本の若者も参加した。エチオピアの根絶計画に天然痘監視員として参加した長崎大学熱帯医学研究所の木村栄作も当時のようすを次のように記している。

「私は、国際協力事業団の派遣専門家として、エチオピアの天然痘撲滅計画に参加したのである。この計画は、一九七一年に世界保健機構の後押しで始まったものだが、当時、大量の潜在患者が一度に報告されたため、エチオピアは、世界の天然痘患者総数の半分以上を占めるほど華々しかった。私は、一九七三年の秋から一九七五年の春まで、この計画の末端で、デスポーザブルな労働力としてこき使われた。日本海外青年協力隊や、アメリカ平和部隊などと共に、ひどい山奥で、天然痘の調査、予防接種等の仕事を行なったのである。

エチオピアの地形は、二千メートルから三千メートルの台地が、雨で深く侵食されて出来たもので、テーブル状になった高原が多い。これらの高原の端は絶壁となっており、アメリカのグランドキャニオンを想わせる地形である。人々は、高原の快適な気候を求め、また、マラリア等の熱帯病を逃れてかなり高い所に集落を作っているから、隣村に行くのにも谷底まで千メートルも下り、また同じ高さまで登るという様な不便を強いられることも少くない。（略）

六月十六日、ロバに荷を積み、ガイド、通訳を従えてアダルカイを出発した。（略）雹まじりのスコールと雷は全くひどい。もう雨期あけまでは仕事は無理。今回の旅が最後だろう。

我々の仕事は、天然痘の感染源を追わねばならないから、旅の予定というものは無い。現地へ行って情報を集めながら翌日の行動を決める。（略）食料は全部現地調達である。（略）食物がどうしても手に入らないことがある。疲労と空腹で山道をトボトボ歩きながら、もうこんな仕事から足を洗いたいとよく考えたものだった。（略）

六月十八日、（略）ラモと言う部落に到着。天然痘患者を多数発見する。若い女性の一人は、片眼失明していた。他眼もあぶない。家族調査をし、感染源を聞き出す。十日ほど前に、天然痘の発疹を持った旅人を家に泊めたと言う。旅人は、セメンの奥地から出てきた僧侶であった」

（熱帯医学研究所同門会誌、一九七七年）

若さゆえの、やや斜に構えたところはあるが、熱い想いがなくてはできない仕事だ。「マラリア等の熱帯病を逃れてかなり高いところに集落を作っているから、隣村に行くのにも谷底まで千メートルも下り、また同じ高さまで登るという様な不便を強いられる」という記述も面白い。エチオピアの人にとって、マラリアへの文化的適応としての高地居住は、一方で村と村を隔離することになった。それがこの地域の社会の形成や発展になにをもたらしたか。同じ記録の中に、「食うもの無し」「寒い」「疲れ果てた」といった言葉が何度となく繰り返し出てくる。木村は最後に赤痢を発症し、本拠地に命からがら辿り着く。

最後の患者

こうした努力があって、天然痘は「アフリカの角」においても追い詰められていった。最終的に、ソマリア南部の港町で発病したアリ・マオ・マランという男が、地上最後の自然発生での天然痘患者となった。発病は一九七七年一〇月二六日のことだった。

人類が農耕を開始して以降約一万一〇〇〇年、最古の天然痘の痕跡をもつ紀元前一二世紀のラムセス五世から数えても三〇〇〇年、天然痘は地上からその姿を消した。一九七九年、二年の監視期間を置いた後、ＷＨＯは、地上から天然痘が根絶されたと宣言した。多くの人が、将来、人類は感染症との闘いに勝利すると信じた瞬間であった。

天然痘が地球規模で根絶されたはずの一九七八年、イギリスのバーミンガムで一人の患者が発生した。感染したのは、天然痘を扱っていた実験室の上の階で働いていた若い女性検査技師である。感染者は死亡した。感染は彼女の母親にも広がったが、母親は助かった。ウイルスは、実験室から漏れ出たものであった。研究室の責任者は、隔離検疫中にその責を負って自殺した。以降、患者は発生していない。

この事故をきっかけとして、国際的なウイルスの管理体制が提案された。西側諸国はアメリカで、東側諸国は旧ソ連邦でウイルスが保管、管理されることになった。天然痘ウイルスは現在、アメリカのジョージア州アトランタにある研究所と、ロシア連邦シベリア・コルツォボにある研究所の二か所で液体窒素の中に保管されている。保管か廃棄かについては、現在も議論が続いている。

コラム③　野口英世と井戸泰

野口英世(一八七六―一九二八)は、南米エクアドルで黄熱病の病原体を発見し、その治療法を確立したといわれる。野口は在米中四回にわたり南米に遠征し、黄熱患者の血液に病原体を発見したと報告した。一九一九年のことである。しかし、後の検証によれば、彼の発見した病原体はワイル病(黄疸出血性レプトスピラ病)の原因菌だったという。

ワイル病は、ネズミなどの野生動物を自然宿主として、ほとんどの哺乳類に感染する。腎尿細管で増殖し、排泄物を経由して汚染された水や土壌から経口・経皮的に感染する。日本でも、一九七〇年代前半まで年間五〇人ほどの死亡が報告されている。悪寒、発熱、頭痛、全身の倦怠感、眼球結膜の充血、筋肉痛、腰痛など急性熱性疾患の症状を示す。重症型では、黄疸、出血、肝臓・腎臓障害が見られ、全身出血を伴うこともある。

ワイル病の病原体は、一九一四年、九州帝国大学内科教授であった稲田龍吉と井戸泰(ゆたか)によって発見された。稲田と井戸は、この業績によりノーベル賞候補となる。

一九一八年、アメリカに立ち寄った井戸を港に迎えたのが、四一歳の野口であった。井戸三六歳の時のことだった。同年、井戸は稲田の後を継ぎ、九州帝国大学第一内科教授となるが、学会出張中に体調を崩し、三七歳の若さで他界する。世界を席巻したスペイン風邪が原因だったという。

アフリカで黄熱の研究に携わっていたストークスは、黄熱は「濾過性病原体（ウイルス）」によって引き起こされる感染症だと発表した。一九二六年には、黄熱ワクチンの開発で後にノーベル賞を受賞するタイラーが、野口が同定したレプトスピラは黄熱の原因でないと発表した。しだいに追い詰められていった野口は自らの正しさを証明するため、一九二七年一一月、アフリカへ渡る。ガーナの首都アクラに上陸し、黄熱の研究に着手した。しかし半年後、黄熱に感染し、翌年五月二一日、アクラで永眠する。享年五一歳だった。

アクラのコレブ病院に残された野口の研究室跡を訪問する機会があった。研究室は当時のまま保存されている。

第五章　「開発」と感染症

先進国の人々が感染症制圧というバラ色の夢を見ていたころ、地球の裏側では、開発という名の環境改変のなかで、感染症が静かな流行を始めていた。

開発原病

産業革命以降、とりわけ二〇世紀以降、「開発」という名の自然への介入は、それまでとは比較にならない規模と速度と複雑さをもつようになった。そして、その規模と複雑さと速さゆえ、副次的に引き起こされる変化はしばしば予想困難であり、想定を超えるものとなった。そうした開発によって引き起こされる疾病を「開発原病」という。

ダム建設と住血吸虫症

ナイル川下流域では、古代からビルハルツ住血吸虫症が流行していた。ビルハルツ住血吸虫は、ヒトの膀胱や腸管周囲の静脈に産卵する。産卵された寄生虫の卵は尿や便を通して体外へ排出され、体外へ排出された虫卵は中間宿主である巻貝のなかで幼虫へと成育する。この幼虫が、水中でヒトに出会うと皮膚を通して感染し、膀胱や腸管周囲の静脈へ運ばれる。頻尿や血尿を主症状とするが、慢性感染の場合、膀胱がんの原因ともなる。

その住血吸虫症が、エジプトにおけるアスワン・ハイ・ダムの建設と、それによってできた巨大な人工湖、ナセル湖によって、ナイル川上流地域に広がった。ダム完成以前、五―二〇パーセントであった流域住民の感染率は、ダム完成三年後には五五―八五パーセントへ上昇した。同様の例は、ガーナのボルタ・ダム建設や中国長江中流域の三峡ダム建設においても報告された。ダム建設による人造湖出現が、流れの穏やかな水域を生み、そうした水場が、中間宿主である巻貝の生息地となったためである。

こうした大規模なダム建設は、数万人規模の住民の移住をともなう。中国の三峡ダムの場合、移住者の数は総計で二〇〇万人にも上った。そうした環境変化が新たな不適応を引き起こす。不適応は、しばしば病気というかたちで社会に姿を現す。補塡や社会保障のない強制移住が貧困を生み、貧困が少女たちに売春を選択させ、結果として、エイズや結核の流行が拡大した。これはハイチでのダム建設で実際に見られた話である。

開発と河川盲目症

オンコセルカ症はブユによって媒介される。水辺に成育するブユがヒトを刺すと、フィラリア虫オンコセルカ・ボルブルスの幼虫(ミクロフィラリア)が体内に植えつけられる。幼虫が成長し成虫になると、その成虫が卵を産む。卵が孵化し幼虫になると、幼虫が組織を移行し、ときに視神経を侵す。その結果、感染者は盲目となる。別名「河川盲目症」とも呼ばれる。西アフリカ地域における失明の第一の原因であった。

ダム建設によって、オンコセルカ症が流行したことがある。そのため、人々は水辺を捨てて高台への移住を余儀なくされた。オンコセルカ症の症状はそれほど深刻なものであった。オンコセルカ症の症状の特徴は、視覚障害と苦しいほどのかゆみである。強いかゆみのため、自らをナイフや石で傷つけるものや、自殺しようとした者さえいたという。成虫は、一匹あたり一日に一〇〇〇個以上卵を産む。重症患者では、一日に一〇万匹以上の幼虫が産みつけられる。かゆみは、この幼虫に対する炎症反応として起こる。

西アフリカ地域において、視覚障害、ブユ、フィラリア虫オンコセルカ・ボルブルスの関係が明らかになったのは、ようやく一九四〇年代に入ってからのことである。しかし長らく対策は進まず、その後もオンコセルカ症は流行を続けた。オンコセルカ症根絶へ向けた対策が立ち上がったのは、ようやく一九七〇年代半ばになってからであった。

労働と結核

二〇世紀初めの南アフリカでの鉱山開発は、大量の労働力を必要とした。キンバリーやウィトウォーターズランドに開発されたダイアモンドや金の鉱山は、それまで遊牧民が暮らすだけだった土地に、数十万人規模の鉱山都市を出現させた。しかし、そうした鉱山都市の環境は劣悪なもので、労働者は、長時間の労働、狭い住居と密集した人口、低栄養といった環境のもとで働かされた。その結果、結核が蔓延した。鉱山労働者は、つぎつぎと結核に斃れた。結核によって働くことができなくなったものは故郷に返され、返されたものは、故郷で結核を流行させた。同じことは、明治期日本の製糸工場でも見られた。開発にともなう搾取的労働が結核を流行させた例である。

開発とマラリアの古くて新しい関係

サハラ以南のアフリカにおいてマラリアを媒介するのはハマダラ蚊で、アノフェレス・ガンビエとアノフェレス・フネストゥスの二種類がある。フネストゥスは、熱帯雨林の水溜りなど、日陰を好む。一方、ガンビエは日当たりの良い場所を好む。

アフリカにおける農耕の開始と森林の伐採は、ガンビエにとって、理想的な生育環境を提供した。バンツー族によってサハラ以南アフリカに農耕が持ち込まれたのは、今から約二〇〇〇年前のことだった。バンツー族は、優れた技術で森林を伐採していった。熱帯雨林の生態は大きく変化し、ガンビエの生息機会はいちじるしく増大した。一方、農耕の開始は定住と人口増加をもたらし、ガンビエに吸血の機会を与えた。ガンビエの生息域はさらに拡大し、その数は増加した。

ヒトに感染するマラリア原虫には、三日熱マラリア原虫、四日熱マラリア原虫、卵型マラリア原虫、熱帯熱マラリア原虫の四種類がある。最も重篤な症状は、熱帯熱マラリア原虫によって引き起こされる。無治療下では、死亡率が二五パーセントにも達する。予後の違いは、マラリア原虫とヒトの関係の長さを反映しているのかもしれない。農耕の開始と熱帯雨林伐採は、それ以前の宿主であった哺乳類の生息域を狭め、生息数を減少させた。それが、熱帯熱マラリア原虫のヒトへの適応を促したのかもしれない。

灌漑や農園開発が媒介蚊であるハマダラ蚊の生息域を変え、その結果マラリアが流行した例として、カリブ海沿岸における米作や、マレー半島におけるゴム農園開発がある。灌漑用水路の日当たりのよい水は、ハマダラ蚊に、よりよい生育環境を提供した。ゴム農園の開発は、周辺森の伐採を通して居住地近くにハマダラ蚊の侵入をもたらした。

ただこうした事例に対しても、地域が異なれば結果が異なる可能性はある。「マラリアに関するすべては、その地域の環境の影響を受けて変化する。だから、一〇〇〇種類もの異なる病態と疫学的な謎が生まれるのだ」と言ったのは、アメリカのマラリア研究者ルイス・ハケットである。

ゴム農園の開発や灌漑といった開発は、日向を好む蚊の多い地域ではマラリア流行の引き金となる。しかし、日陰を好む蚊の多い地域では流行が起こるとは限らない。もちろん、そうした地域においても、別の健康被害が起こる可能性はある。開発にともなう森林の伐採が長期的にどのような健康影響を与えることになるのかについて、詳しいことはわかっていないのだから。

開発を阻害する疾病

フランスによるパナマ運河建設の試みは黄熱病によって挫折した。黄熱病の原因が特定され、媒介昆虫である蚊の防除が成功して初めて運河建設が可能となった。あるいは、キニーネによるマラリア対策によって、耕作が困難であった熱帯地が肥沃な農地に変わった。また、結核対策によって、鉱山労働者の労働の質は改善した。

長く、疾病対策は開発にともなう、支払うべき対価と考えられていた。それが、こうした事例により、疾病対策自身が費用対効果の高い開発計画だということが明らかになってきた。そのことを象徴的に示したのが、一九九三年版の『世界開発報告』(世界銀行)であった。この年の報告は「健康への投資」を主題に掲げ、健康への投資がいかに開発に貢献するかを評価し、健康への投資そのものが開発の主題となりうることを示した。まさに発想の転換であった。

一方、開発が環境改変を目的とする限り、開発がどのようなものであれ、疫学的均衡はある種の攪乱を受ける。その結果、社会の疾病構造は良くも悪くも変化する。このことは、疾病対策や感染症対策という名の開発計画にも当てはまる。疾病対策の成功が、「隠された健康損失」をともなうこともある。殺虫剤の屋内残留噴霧が、森林型マラリアの流行をもたらした例もある。

一方で、長期にわたって進行する健康損失は、問題が顕在化するまでわからないことも多い。例えば天然痘根絶計画についても、この計画の成功が病原体と宿主を含む生態系にどのような影響を与え、長期的に人類の健康にどのような影響をもたらすことになるのか、現時点では誰にもわからない。

適応の副産物――鎌状赤血球貧血症

熱帯熱マラリア原虫のヒトへの適応は、宿主であるヒトにも変化をもたらした。熱帯熱マラリアは、幼児と妊婦で死亡率が高く、また流産や早産を引き起こす原因にもなっている。このことが、マラリア抵抗性形質の獲得に対する自然選択圧として作用した。その結果、熱帯熱マラリア高流行地において、鎌状赤血球貧血症がみられることになった。これは、重症度の高い熱帯熱マラリアに対するヒトの遺伝的適応といえる。

鎌状赤血球貧血症は、通常アンパン状の赤血球が鎌状になる病気で貧血をともなう。一一番染色体上にあるヘモグロビン遺伝子の変異が原因で起こる(表5-1)。劣性遺伝し、変異遺伝子を二本もつ(ホモ接合の)個人は、激しい貧血とともに骨壊死、微小血管閉塞、脳神経障害といった溶血による重篤な合併症を併発し、成人以前に

表5-1　鎌状赤血球貧血症のヘモグロビン遺伝子型と表現型．A：正常遺伝子，S：変異遺伝子

遺伝型	表現型
AA	正常ヘモグロビン(HbA)
AS	鎌状赤血球症傾向(HbA/HbS)
SS	鎌状赤血球貧血症(HbS)

死亡することが多い。他方、一つの染色体にのみ変異遺伝子をもつ(ヘテロ接合の)個人は「鎌状赤血球症傾向」と呼ばれる症状を示す。低酸素状態になることはあるが、重篤な合併症を引き起こすことは少ない。変異遺伝子がマラリアに対する免疫を与えるわけではないが、赤血球の鎌状変化は、マラリア原虫の増殖を抑制し、症状を緩和する。

マラリア高流行地において、鎌状赤血球症傾向の個人は、正常遺伝子をもつ個人や鎌状赤血球貧血症の個人より、生存と子孫を残すことに対して有利となる。正常遺伝子をもつ個人は、幼児期や妊娠期に、マラリアによって死亡することが多く、鎌状赤血球貧血症の個人は、溶血とそれが引き起こす合併症のため、生殖年齢に達する前に死亡することが多い。自然選択は、変異遺伝子を保存する方向と、変異遺伝子を淘汰する方向の両方に同時に働く。その結果、変異遺伝子保有者と非保有者の割合が一定の値に保たれることになった。西アフリカのある地域では、住民の三分の一が、この変異遺伝子を保有している。当然、その割合は、マラリアの流行強度に依存する。こうしたホモ接合体よりヘテロ接合体で適応度が高いことを専門用語で超優性といい、ある環境要因によって遺伝子保有割合が変化する淘汰の形式を頻度依存性淘汰という。

興味深いことに、この変異遺伝子はどうやら、バンツー族が西アフリカに農業を持ち込み、マラリアが大きな問題となる前に生まれたらしい。有害でしかなかった突然変異が、悪性のマラリアの高強度の流行という環境変化によって、高い適応力をもつことになった。

自然は、無目的に起きる変異を選択し、進化に方向性を与える。選択は、環境からの淘汰によって方向づけられる。その結果、生物は環境に適した生態や機能を有する(適応する)ことになる。一方で、そうした適応は、環境が変化すれば、不適応となることもある。マラリア高流行地という環境に適応した変異は、マラリアが根絶された地域において不適応となった。マラリア非流行地となったアメリカでは、変異遺伝子保有者の割合は減少傾向にあるものの、現在でもアフリカ系アメリカ人の五〇〇人に一人が鎌状赤血球貧血症で苦しんでいる。

鎌状赤血球貧血症に類似する、マラリア抵抗性変異遺伝子は、頻度に差はあるものの旧大陸に広く分布する。一方で、新大陸先住民の間にはみられない。こうした事実から、コロンブス以前の新大陸には、マラリアが存在していなかったという研究者もいる。

コラム④　ツタンカーメン王と鎌状赤血球貧血症

二〇〇八年二月発行のアメリカ医師会誌に掲載された一つの論文は、一九二二年にエジプト南部ルクソールの王墓が発掘されて以来の謎を初めて明らかにしたという。

エジプト考古学を研究する国際チームは、約三五〇〇年前の古代エジプト王ツタンカーメン(新王国第一八王朝)を含む十数例のミイラに対する医学調査を行った。遺伝子解析、断層撮影を用いた調査によって、王の死因の一端が明らかになった。アメンホテプ四世とその姉妹の間に生まれた王は、骨折とマラリアが重なって死亡したというのである。

論文によれば、ツタンカーメン王は、腐骨や内反足を患い、そのためしばしば転倒し、足を骨折したらしい。その上で、死因はマラリアだった可能性が高いという。他の数体のミイラからは、口蓋裂、内反足、扁平足も見つかった。王を含む四体のミイラからは、マラリア原虫の遺伝子痕跡も回収された。また王が、無血管性骨壊死にも悩まされていたこともわかった。

研究を報道した記者の一人は「皇族の力と富をもってしても、彼等は、不健康と身体的障害を免れなかった。そのことが印象深い」と述べた(カイロ時事)。

ドイツのベルンハルト・ノッホ熱帯医学研究所のチームが、その後、足の骨を詳細に調査した。その結果、王から鎌状赤血球貧血症の痕跡が見つかった。研究チームは、王の死因は、マラリアではなく、鎌状赤血球貧血症だったのかもしれないと述べている。

第六章　姿を消した感染症

1　姿を消した感染症

二〇世紀後半には、新しく出現した感染症が社会を脅かした。

突然現れては消える

歴史を振り返れば、突然流行し、そして謎のように消えて行った感染症がある。一五世紀後半から一六世紀半ばにかけてヨーロッパ全土で流行した粟粒熱(ぞくりゅう)。第二次世界大戦前夜に出現し、一九四〇年代から五〇年代にかけて、中欧、東欧を中心に流行した新生児致死性肺炎。一九五〇年代後半に東アフリカ諸国で突如流行し消えたオニョンニョン熱。第二次世界大戦後の日本で見られた「疫痢(えきり)」もそうした感染症の一例かもしれない。

ここでは、消えていった感染症の自然史を追い、そうした感染症が、人類と感染症の歴史のなかの主要な章を構成するのか、単なる「脚注」にすぎないのかを考えてみたい。

粟粒熱

粟粒熱は、一五世紀イギリスで流行が始まり、やがてヨーロッパ全土へと拡大した原因不明の感染症である。病原性は高く、症状は急激で、患者は数時間の経過で死に至ることもあった。

最初の流行は、一四八五年八月七日以降八月二二日以前に始まった。八月二二日は、薔薇戦争の転換点となった「ボズワースの戦い」の日だったので、多くの人の記憶に残った。そのボズワースの戦いに勝利したヘンリー七世の凱旋とともに、粟粒熱はロンドンで流行を始めた。

記録によれば、症状は突然の悪寒、めまい、頭痛、全身倦怠感で始まる。関節の激痛が続き、悪寒の後には発熱と、病気の特徴でもある発汗が見られる。重症例では、発汗の後、消耗と虚弱状態で意識不明となり、死亡する。

二回目の流行は一五〇七年に、三回目の流行は一五一七年に起こった。流行はともにイングランドに限定したものであった。

一五二八年に始まった四回目の流行は、規模において最大だった。流行は、五月にロンドンで始まった。多数の死者を出した。国王ヘンリー八世はロンドンを脱出し、各地を転々とした。夏になると、粟粒熱はヨーロッパ全土で突発的に流行し始めた。ハンブルグの流行では数週間で一〇〇〇人以上の死者が出た。その後、デンマーク、スウェーデン、ノルウェー、リトアニア、ポーランド、そしてロシアへと流行は広がっていった。

各地で大きな被害を出しながらも、流行は短期間で終息した。通常、流行が二週間を超えて続くことはなかった。この年の終わりには、病気は、ヨーロッパからその姿を消した。その後、この病気がヨーロッパで流行したことはない。流行の震源地であったイングランドにおいては、一五五一年にも流行が確認された。それが最後の流行となった。一五五一年を最後に、この病気は地上から姿を消した。ハンタウイルス心肺症候群であった可能性も指摘されたが、原因は不明である。

新生児致死性肺炎

全身性サイトメガロウイルス感染を合併するカリニ肺炎が、ヨーロッパの数か所で小児を襲った。カリニ肺炎は、真菌の一種(ニューモシスチス・イロヴェチ)によって引き起こされる感染症で、痰をともなわない乾性咳を特徴とする。サイトメガロウイルスは、通常、幼少児期に感染し、宿主に潜伏するが、全身性の感染を起こすと網膜炎、腸炎、脳炎などを起こすことがある。どちらも、正常な免疫力をもつ場合、発症することは稀であり、通常、なんらかの原因で免疫が抑制されている場合にのみ発症する。

流行は第二次世界大戦前夜に始まり、その後二〇年ほど持続した。最初の流行は一九三九年、当時ドイツ領であったバルト海の港町ダンツィヒ（現ポーランドのグダニスク）で報告された。その後流行は東欧、北欧へと広がっていった。しかし流行は一九五〇年代半ばには散発的なものとなり、一九六〇年代初めには終息した。この肺炎による新生児死亡は、チェコスロバキアだけでも五年間に五〇〇〇人を超えた。

一九五五年、オランダ南部の町ハーレンで流行が起こった。当時、オランダにおけるカリニ肺炎の発生は散発的なものでしかなかった。ところが、ハーレンでは同年六月から翌年七月にかけて八一人の新生児が入院中にカリニ肺炎を発症し、うち二四人が死亡した。患者はすべてある助産婦研修病院内の一つの病棟で発生した。この病棟では、早産などの問題をもつ新生児が、母親から隔離されて治療を受けていた。一七の小部屋に、常時、四〇人あまりの新生児が入院していた。一つのベッドに四人の小児が寝かされる光景も稀ではなかった。

全症例（八一例）に対して、調査が行われた。病気の兆候が最初に現れたのは早くて生後五五日、遅くて一〇〇日目であった。カリニ肺炎の平均潜伏期間は約一か月と考えられている。また、乳幼児期にカリニ原虫を体内に保有することはよくある。こうした事実からすれば、ハーレンの新生児カリニ肺炎流行は、出産あるいはその直後に何らかの理由で免疫機能が低下したことが原因だった可能性が高い。

さまざまな角度から原因の探索が行われた。衝撃的な事実は、高グロブリン血症の存在であった。高グロブリン血症は、血中の抗体量が高レベルにあることを示唆する。今日では、小児エイズの指標の一つである。カリニ肺炎による致死率は、年によっても異なったが、平均で数パーセントであった。問題の病棟は、一九五八年七月、最後の新生児が退院したのを機に閉鎖された。

この流行を、HIV（エイズウイルス）のプロトタイプ（原型）・ウイルスが引き起こしたものだと考えた研究者たちがいる。当時は、回復した新生児も多くいたこと、その後のエイズでは、致死率が九五パーセントを超えることから、彼らの推測が正しいとすれば、HIVは、この間に回復可能なウイルスからほぼ回復不可能なウイルスへ変異したことになる。

HIVはヒトのレトロウイルス（遺伝子RNAと逆転写酵素をもつウイルス）である。レトロウイルスによる感染から宿主が完全に回復した例は、ウシに感染するジェンブラナ病ウイルスでも知られている（ジェンブラナ病ウイルスはウシのレトロウイルス）。ジェンブラナ病は一九六四年にインドネシア・バリ島でウシの病気として発見された。急性な病像を示し、腎臓やリンパ節に深刻な症状を引き起こす。致死率は一五―二〇パーセントであるが、死を免れたウシは完全に回復する。

アジア原産のサルで流行したレトロウイルスが、六世代目の感染でウイルスとしての性格を変化させたという事実もある。とすれば、ＨＩＶの変異仮説は、まったく検討に値しないものでもないのかもしれない。

オニョンニョン熱

オニョンニョン熱は、発熱、発疹、関節炎、リンパ腺腫脹などを主症状とする病気である。オニョンニョンとは、東アフリカの言葉で、「弱い関節」を意味する。風疹ウイルスと近縁のトガウイルス科に属するウイルスによって引き起こされる。

現在までに二回の流行が知られている。一回目の流行は、一九五九年から六二年にかけて東アフリカ諸国で見られた。流行はウガンダ北部から始まり、ケニア、タンザニアへと広がった。二〇〇万人が感染したと推定される。二回目の流行は、一九九六年から九七年にかけて起こった。流行は今回もウガンダで始まった。この流行は、約四〇〇万人の推定感染者を残して忽然と消えた。

二回の流行の間には、三五年もの時間がある。オニョンニョン熱が、このまま歴史のなかへ消えていくのか、再び姿を現すのか、今のところ誰にもわからない。

成人T細胞白血病

消えたわけではないが、ある地域から、姿を消そうとしているウイルスに、成人T細胞白血病ウイルスがある。成人T細胞白血病ウイルス(HTLV-1)は、ヒトで初めて発見されたレトロウイルスである。ヒトにしか感染しない。感染者は、約五パーセントが生涯で白血病を発症するが、平均潜伏期間は五〇年を超える。感染経路には、母子感染、性的接触による感染、血液感染があるが、母子感染が主要な感染経路となっている。母から子へと代々伝わっていく。この性質によって人類学的研究が可能になった。

私たちの研究室では、八重山諸島、沖縄、奄美諸島、五島、平戸、対馬、隠岐、その他九州各地、岩手県、北海道などから分離されたウイルスについて、その系統関係を調べている。その結果、このウイルスは、弥生時代以前に日本列島に持ち込まれ、一万年以上も日本人と一緒にあることが示唆された。

感染は、南西九州と沖縄に多く見られるが、それ以外にも、太平洋側では、紀伊半島南端、東北地方の石巻および三陸地域、日本海側では、五島、対馬、壱岐、隠岐、山形県沖合の飛島、秋田県象潟地方、北海道の先住民に集積が見られる。この分布は、古代からこのウイルスを有していた倭人と、新たに渡来したウイルスをもたない集団が混合することによって現在の日本人が形成されたという、日本人形成の歴史を現していると考えられている。

それが現在、こうした地域から急速にウイルスが消えようとしている（図6-1）。HTLV-1の高流行地である長崎県で行われた調査では、一九八七年に約九パーセントであった抗体保有者割合は、約二〇年後の二〇〇五年には約一・五パーセントと低下した。現在の減少傾向をもとに計算すれば、あと二世代で抗体保有者は〇・一パーセントを切り、数世代でほぼ消えることになる。

成人T細胞白血病ウイルスは、遺伝子における変異が少ないウイルスである。私たちの研究室における実験もそうした結果を示している。とすれば、抗体保有者割合の低下に寄与したのは、ウイルスの変化というより、人々の暮らしぶりの変化だった可能性が高いと

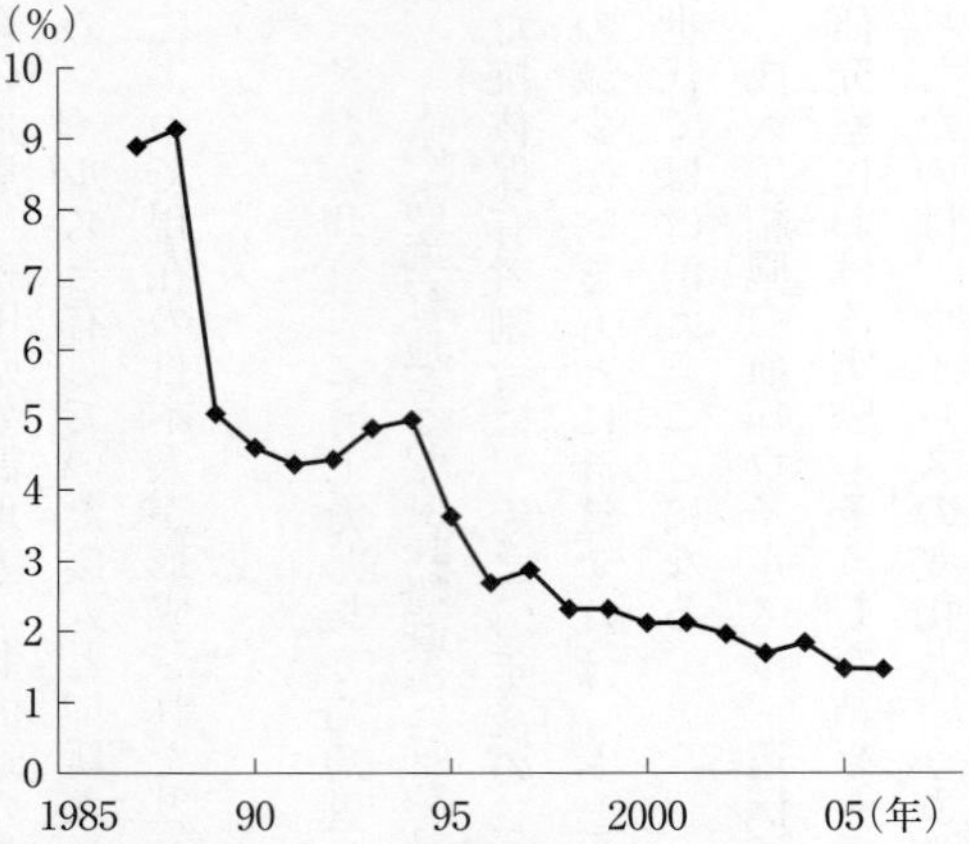

図6-1　長崎県の妊産婦におけるHTLV-1感染陽性率の経年変化

いうことになる。今後、このウイルスは本当に消えていくのだろうか。

2　新たに出現した感染症

消えた感染症がある一方で、新たに出現した感染症もある。ベトナム戦争が終結した一九七〇年代半ばごろから、新規の病原体による新たな感染症がつぎつぎと報告されるようになった。

一九七六年にスーダン南部の町ヌザラおよびザイール(現コンゴ民主共和国)北部の町ヤンブクで流行したエボラ出血熱。一九八〇年代に存在が明らかになったエイズ。二〇〇三年春から夏にかけて流行した重症急性呼吸器症候群(SARS)。それ以外にも、マールブルク熱(ドイツ、一九六七年)、ラッサ熱(ナイジェリア、一九六九年)、ライム病(アメリカ、コネティカット州、一九七五年)、在郷軍人病(同、フィラデルフィア、一九七六年)などがある。

エボラ出血熱

ローリー・ギャレットは著書『カミング・プレイグ』のなかで、エボラ出血熱の出現の様子を述べている。

一九七六年六月末、スーダン南部の町ヌザラで、原因不明の病気で多くの住民が死亡した。最初、綿工場で倉庫番の男が発症し、つぎつぎと感染が拡大した。

二か月後の一九七六年八月、ザイール北部の町ヤンブクで、教会病院を舞台に、致死性の出血熱が流行した。発熱を訴えて病院を受診した男性教師マバロ・ロケラ(四四歳)が最初の患者だった。マラリアが疑われ、抗マラリア薬が注射された。同じ注射器は、別の九人のマラリア疑いの患者にも使われた。

ロケラが危篤状態に陥ったのは、一〇日後だった。嘔吐と下痢のため激しい脱水症状を示し、生気を失った目は深く落ち窪んでいた。鼻からも歯茎からも出血した。ロケラは、それから三日後に死亡した。遺体は、伝統に則り清められ、葬儀が執り行われた。

同じ注射器を使った九人が、まず、発症した。一週間後、家族や友人がロケラと同じ症

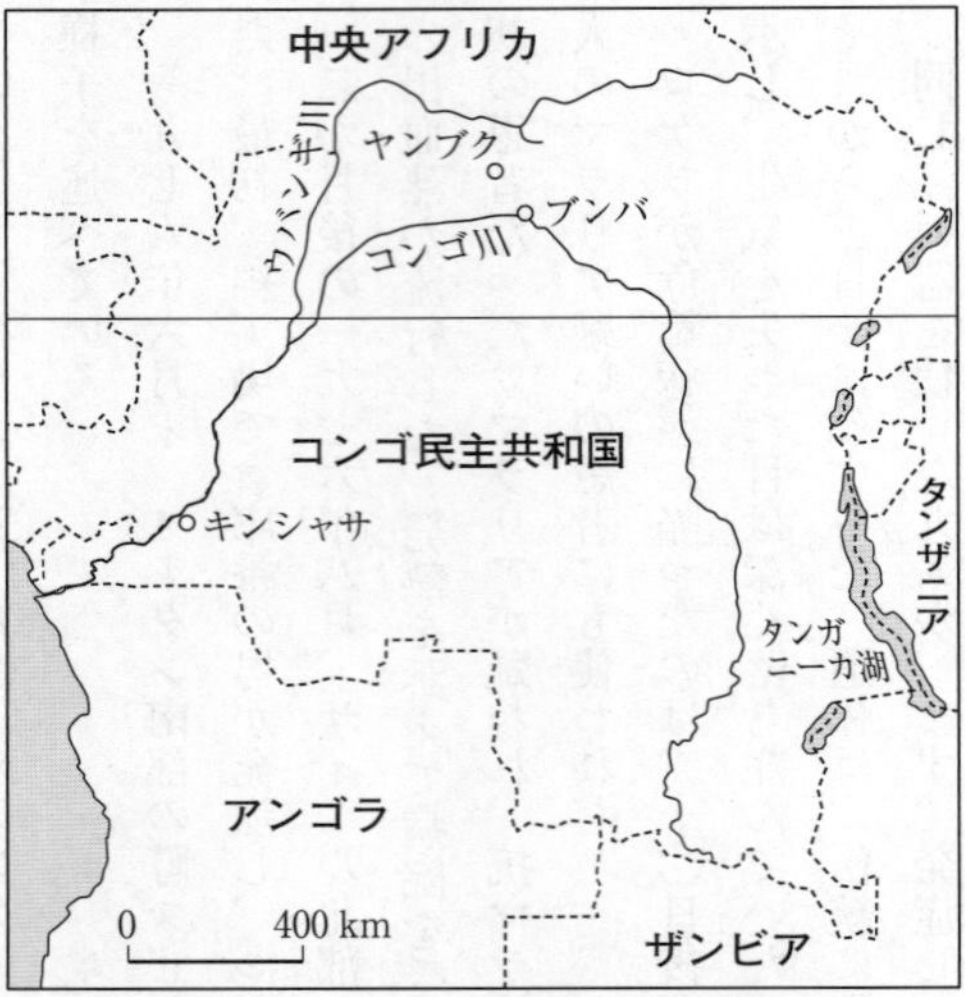

ザイール(現コンゴ民主共和国)北部に位置するブンバ地区．ウバンギ川とコンゴ川に挟まれ，熱帯雨林が広がる

状で倒れた。やがて流行は住民に広がった。病院は閉鎖され、地区は軍によって封鎖された。最終的に三〇〇人以上が感染し二八〇人が死亡した。

出血性の症状や高い致死率は、ヌザラでの流行に似ていたという。情報は、ジュネーブに本部を置くＷＨＯに届いた。警報が鳴った瞬間だった。

研究者たちが一斉に原因究明に取り組んだ。三か月後、新たなウイルスが発見され、ヤンブクのそばを流れる小さな川の名前から「エボラ」と命名された。

しかし謎は残った。エボラはどこから来たのか。

家畜や野生動物が調査され、チンパンジーやゴリラといった高等霊長類をはじめ、アンテロープやコウモリがエボラに感染することがわかった。病気は、ゴリラやサルに致死的である一方で、コウモリには特段の症状を示さなかった。こうしたことから、コウモリが自然宿主だと考える研究者もいる。しかし特定には至っていない。

コンゴ共和国ロッシ保護区西部で五〇〇〇頭以上のゴリラが、二〇〇五年までの五年間に、エボラ出血熱のため、ほぼ全滅した（マックス・プランク研究所）。同国では、二〇〇一年以降、国境付近住民にエボラ出血熱が流行した。その時期、周辺の森に棲むゴリラも大きな被害を受けた。エボラ流行以前には、一平方キロメートルあたり約二頭生息していたゴリラが観察されなくなり、個体識別できた一四三頭のゴリラのうち一三〇頭がエボラ出血熱のため死亡したという。

エボラウイルスには、エボラ・ザイール、エボラ・スーダン、エボラ・コートジボワール、エボラ・レストンの四亜種が知られている。ヒトに対する病原性は異なる。前三亜種は、ヒトを含む霊長類に出血熱を起こす。致死率はエボラ・ザイールで最も高く九〇パーセントを超える。一方、エボラ・レストンは現在までのところ、ヒトに病気を起こしたという報告はない。

エボラ出血熱は、一九七六年の報告以来、ザイール、スーダン、コートジボワール、ガボン、ウガンダといった国で流行した。総計で約一八〇〇人が感染し、約一二〇〇人が死亡した。ウイルス亜種はそれぞれの流行で異なり、各流行に疫学的な関連性は認められていない。エボラ出血熱が、散発的な流行として終わるのか、やがてヒトという種に適応を果たすのか、そのときエボラの高い致死性がどのように変わるのか、今のところこうした疑問に答えられる者はいない。

重症急性呼吸器症候群(SARS)

二〇〇三年三月一四日発行の専門誌『週刊疫学情報』に、中国、香港およびベトナムで発生した急性呼吸器症候群に関する論文が掲載された。二月中旬以降、非定型肺炎が広東省、香港およびベトナムの首都ハノイで流行していること、細菌以外の病原体が疑われることが報告された。

日本とアメリカで、原因究明に関する研究が開始された。流行との関連性が疑われる症例に対しては隔離措置を行うことが勧められた。しかし、すでにこの時点で、SARSの流行は大きく広がっていた。流行の経緯は以下のようになる。

二〇〇三年二月一四日、WHOは、中国南部広東省で二〇〇二年一一月一六日から二〇〇三年二月九日の間に三〇五名の肺炎患者が発生し五名が死亡したという短い警告を発した。同時に、原因は不明だが、炭疽、肺ペスト、レプトスピラ症、出血熱などは否定できたとの中国政府からの発表もあった。二週間後、中国政府は、肺炎の原因はクラミジアであったと発表した。

二月二一日、広東省在住の六五歳になる腎臓学の教授が妻と二人、香港メトロポールホテル九階に宿泊した。この教授は一〇日後に死亡するが、当日同ホテル九階に宿泊した客のうち少なくとも一二名が感染した。ある感染者は、香港にある集合住宅に家族を訪ねた後に、ある者はベトナムへ、ある者はカナダへ飛んだ後に肺炎を発症した。

二月二八日、WHOの感染症専門官カルロ・ウルバニが、WHOの西太平洋事務局に「ハノイのフランス病院で正体不明の病気が発生した。症状は重症の肺炎。病院関係者も感染した。初発患者は二月二六日に入院してきた中国系アメリカ人」と報告した。三月一三日、この中国系アメリカ人は死亡する。

三月一一日、ウルバニが会議のため、バンコクへ向かった。ウルバニは、到着後体調不良を訴え、三月二九日に死亡する。

三月一五日、新たな患者がシンガポールやカナダから報告された。WHO事務局長グロ・ハルレム・ブルントランドは、全世界に向けて、警告を発した。

三月一七日、世界九か国、一一の研究所から研究者が招集され、病原体検索のための多機関協力体制が確立された。

三月二四日、アメリカ疾病管理センターおよび香港の研究者は、新型のコロナウイルスが患者から分離されたと報告した。

厳しい隔離対策がとられた。シンガポールでは、患者と接触した人には自宅待機が命じられ、違反のないようウェブカメラが備えつけられた。香港では、集合住宅アモイ・ガーデンが、まるごと隔離された。WHOは、緊急の場合を除いて、トロントへの渡航中止を勧告した。

七月、約八〇〇〇人の感染者と七〇〇人以上の死亡者を出し、流行は終息した。

このウイルスの起源を知るために野生動物の調査が行われた。ハクビシン、タヌキ、中国アナグマなどから、類似の新型コロナウイルスが分離された。コウモリが自然宿主である可能性も示唆された。

SARSを引き起こしたウイルスは永遠に消えてしまったのか。あるいは、自然界のどこかで深い眠りについているだけなのか。物語は終わったのか、次の舞台の幕が開くのを待っているのか、現時点では、誰にもわからない。

超ばら撒き人

SARSの流行では、超ばら撒き人（スーパースプレッダー）の存在が疑われた。超ばら撒き人とは、多数の人に病原体をばら撒く人をいう。

SARS患者がウイルスを広める人数は、通常多くても三人程度である。しかしなかには、一〇人以上、多い例では数十人にウイルスを広めた人がいた。香港メトロポールホテルに宿泊し、少なくとも一二名を感染させた広東省在住の腎臓学の老教授や、WHOの感染症専門官ウルバニが初発患者と報告した中国系アメリカ人、あるいは、メトロポールホテルからカナダやベトナムに飛び立ち、そこで病気を流行させた人々は、病原体の超ばら撒き人となった。体質的に、病原体が体内で増殖しやすく、多数の病原体を保有し、容易に他人に感染を起こす人もいただろうが、多くの場合、行動範囲や交友関係が広い人たちが、超ばら撒き人となった。超ばら撒き人がいなければ、これほど広範囲な流行はなかったかもしれない。

老教授や中国系アメリカ人、あるいはメトロポールホテルは、ネットワークの中心で多

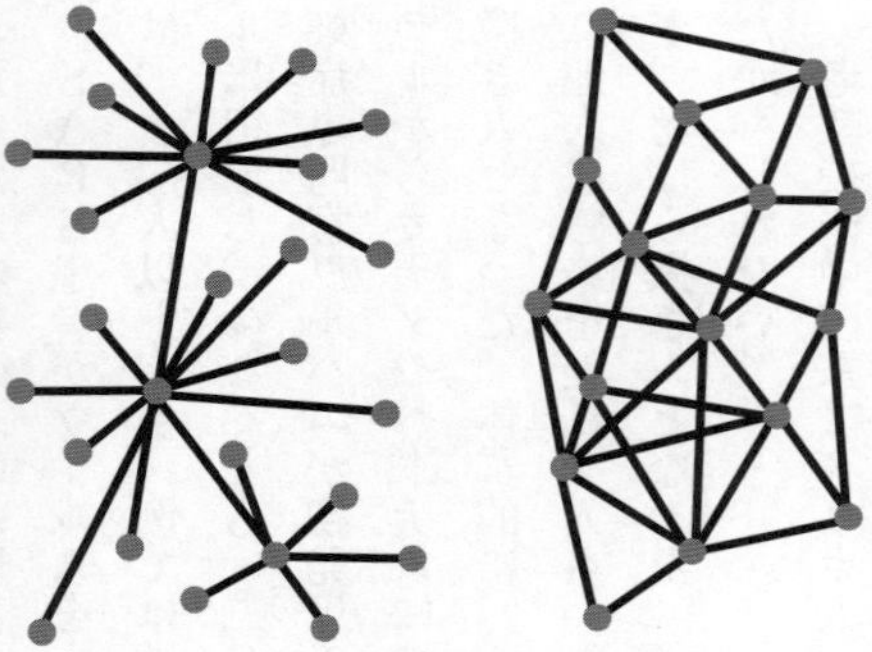

図6-2　ネットワークの模式図

数のノードと連結する「ハブ」として機能した。

現実社会の多くは、ハブをもつネットワークで構成されている。そうした特性をもつネットワークは、スケールフリー・ネットワークと呼ばれ、ランダムなリンクで構成されるネットワーク（ランダム・ネットワーク）と区別される（図6-2）。

スケールフリー・ネットワークの特性として、ネットワーク障害に対する頑強性がある。ネットワーク全体の五パーセントが機能しなくなったとしても、残りのネットワークは、代替え経路の存在によってほとんど変化なく維持できる（系全体の平均経路長（平均最短距離）はほとんど変化しない）。しかし、特定の重要なハブが障害されると、ネットワーク全体が機能不全に陥る。

こうしたネットワークの例として、食物連鎖やインターネットが知られている。食物連鎖のネットワークは、ランダムな生物種の絶滅に関して強固であるが、特定の重要な種

（キーストーン種）の絶滅には脆弱である。

ＳＡＲＳの流行は、スケールフリー・ネットワークでの流行が疑われた。このことは、感染症の流行を理解するためには、人々がどのように接触し交流しているかというネットワークを知ることの重要性を示唆する。

予防接種が一般的でなかった時代、西ヨーロッパにおける麻疹の流行は、秋、学校が始まった数週間後に始まることが多かった。夏休みにばらばらになった子供たちが、学校再開と同時に学校に集まり、接触の頻度が高くなることが原因の一つだった。上気道感染症が冬に多い理由についても議論されてきた。冬期における低湿度が上気道粘膜表面を傷害し、その結果感染が起こりやすくなるという者もいれば、寒い時期に人々が室内で肩を寄せ合って暮らしている（物理的距離が小さくなる）ことが原因という者もいた。いずれにしても、人々の暮らしぶりや社会のあり方が、感染症の流行を規定する大きな要因であることは確かであろう。

3　ウイルスはどこへ行ったのか

感染症は、消えたのか。姿を消したウイルスはどこへ行ったのか。ここでは、そうした疑問を、ウイルスのヒトへの適応過程を通して考えてみたい。

ウイルスのヒトへの適応段階

ウイルスのヒトへの適応は明確に区分されるわけではないが、ここでは便宜的に五段階に分けて考えてみることとする(表6-1)。

適応の第一段階は、適応準備段階ともいえる段階で、感染症は家畜や獣から引っかき傷やかみ傷を通して直接感染するが、ヒトからヒトへの感染は見られない。感染は単発的な発生のみで終息する。イヌから感染するレプトスピラ症や猫引っかき病などが知られている。面積あたりの生物種が多く、狩猟などを通して野生動物との物理的接触が多い熱帯地域などでは、人知れず感染し、治癒したり、あるいは発症して死亡したりした例が、過去においても現在においても相当数あるのではないかと思う。

表 6-1　ウイルスのヒトへの適応段階

		代表例
第 1 段階	適応準備段階．家畜や獣の引っかき傷やかみ傷を通して直接感染するが，ヒトからヒトへは感染しない．	レプトスピラ症 猫引っかき病
第 2 段階	適応初期段階．ヒトからヒトへ感染する．ただし，感染効率が低いため，やがて流行は終息に向かう．	粟粒熱(15 世紀，16 世紀，イングランド) 新型レプトスピラ症(第二次世界大戦中，アメリカ) オニョンニョン熱(1959，1996 年，東アフリカ) 新生児致死性(カリニ)肺炎(第二次世界大戦前夜－1960 年代前半，中欧，東欧) 重症急性呼吸器症候群(2003 年，中国，香港，カナダ)
第 3 段階	適応後期段階．ヒトへの適応を果たし，定期的な流行を引き起こす．	ライム病(1975 年以降，アメリカ) ラッサ熱(1969 年以降，ナイジェリアなど) エボラ出血熱(1976 年以降，スーダン，ザイール，ガボン，ウガンダ，コートジボワール)
第 4 段階	適応段階．もはやヒトのなかでしか存在できない．	天然痘 麻疹 エイズ
最終段階	過剰適応段階．ヒトという種から消えていく．	成人 T 細胞白血病

適応の第二段階は、適応初期段階ともいえる段階で、ヒトからヒトへの感染が起こる。ただし、この段階は適応の初期段階にすぎず、感染効率が低いためやがて流行は終息に向かう。第二次世界大戦中にアメリカで突如流行し消えた新型レプトスピラ症、第二次世界大戦前夜から一九六〇年代前半にかけて中欧や東欧を中心に流行した新生児致死性(カリニ)肺炎などはこの段階の感染症だろう。この段階にある感染症も、超ばら撒き人などが存在すれば、流行は一時的に広がることもある。二〇〇三年に中国・香港・カナダを中心に流行したSARSはそうした例だったのかもしれない。

適応の第三段階は、適応後期段階とも考えられる段階で、ウイルスがヒトへの適応を果たし、定期的な流行を引き起こす。エボラ出血熱などが代表的である。一五世紀から一六世紀にかけてイングランドを中心に流行した粟粒熱や、一九五九年に東アフリカで流行したオニョンニョン熱などは、数度の流行を引き起こした後消えた。適応の第二段階と第三段階の中間にあったのかもしれない。

適応の第四段階は、ヒトに適応したため、もはやヒトのなかでしか存在できない感染症である。エイズや麻疹、根絶計画によって地上から消えた天然痘などは、この段階の感染症である。一方、第二次世界大戦前夜から一九六〇年代前半にかけて中欧や東欧で流行した、全身性サイトメガロウイルス感染症を合併した新生児致死性（カリニ）肺炎が、ＨＩＶ（エイズウイルス）のプロトタイプ（原型）ウイルスによって引き起こされたものであるとすれば、適応の第三段階から第四段階へ移行する途上の感染症だったといえるかもしれない。適応の最終段階は、過剰適応段階ともいえる段階である。ヒトという種に過度に適応したため、ヒトを取り巻く環境や生活の変化にウイルスが適応できない。医学的・公衆衛生学的介入がなくても、ウイルスはヒト社会から消えていく。もちろん、ウイルスが消えていくまでに数世代から数十世代という時間が必要な場合もあるかもしれない。日本における成人Ｔ細胞白血病ウイルスなどはこの段階にあるウイルスかもしれない。

現在存在する感染症は、生物学的時間軸のなかで、新たに出現した感染症と、社会から消えていく感染症の動的平衡状態を、「今」という時間で切り取ったものと見ることができる。このことは一方で、感染症の種類や構成は時代や社会とともに常に変化していくということを教えてくれている。

生態学的地位の確立

一方で、最終段階まで適応を果たしたウイルスの消滅は、別の問題を生み出す可能性がある。ウイルスが消滅した後の生態学的地位を埋めるために、新たなウイルスが出現する可能性である。

成人T細胞白血病ウイルスは、ヒトの一生涯ということでいえば、感染者のうち一〇〇人に約五人の割合で白血病を発症させる。平均の潜伏期間が五〇—六〇年だからである。もし、この潜伏期間が一〇〇年となればどうだろう。ウイルスとヒトは完全に共生できるかもしれない。そうした可能性を秘めたウイルスが消滅することは、ある意味で、人類にとって大きな損失となるかもしれない。病気を引き起こさないウイルスは、新たなウイルスがヒト社会へ侵入する際の防波堤となってくれるかもしれないからだ。

同じことは、エイズについてもいえる。エイズはＨＩＶによって引き起こされる感染症である。感染は主に、血液感染、性的接触による感染、母子感染を介して起こる。主要な症状は、免疫系の機能不全を原因として引き起こされる悪性腫瘍や日和見感染症である。現在のところ、発症率は九〇パーセントを超え、一度発症すると致死率は九五パーセントを超える。治療を行わなかったとすれば、感染から平均約一〇年でエイズを発症しその後数年で死亡する。

もし、ＨＩＶの潜伏期間が二〇年になったとすれば、あるいは三〇年、五〇年、一〇〇年になったとすればどうだろう。大半のヒトは、ＨＩＶに感染したとしても、エイズを発症することはない。ただ感染しているだけである。一方で、ＨＩＶが占める生態学的地位は他のウイルスの侵入に対する防波堤となる。そのとき、私たちはもしかするとＨＩＶとの共生に感謝することになるのかもしれない。

エピローグ　共生への道

麻疹と結核の謎

プロローグで述べた麻疹の謎を振り返ってみよう。

都市が出現し、麻疹が定期的に流行するようになった国や地域で、以前は高かった麻疹の死亡率が低下した。一方で、人口規模が小さいため、何十年かに一度、突発的な流行を起こしてきた場所——具体的には極地の村や大洋の島々——では、麻疹は相変わらず高い死亡率を示した。死亡率の低下は、近代医学導入以前に起こった。

結核もまた、近代医学導入以前に死亡率が減少し始めた病気である。

産業革命を経て工業都市が成立するに至り、結核は一九世紀ヨーロッパにおける最大の感染症となった。汚れた大気、密集した都市での暮らし、換気の悪い工場での長時間労働によって結核が流行した。ドイツの作家トーマス・マンは、代表作『魔の山』で、一九〇〇年代初頭のアルプスの結核療養所を舞台に、人間の生と死を描いた。

図1は、一九一〇年以降の結核死亡者数を示す。実は、過去一五〇年間にわたって結核死亡者数は一貫して減少している。そうした減少は、コッホによる結核菌の発見(一八八二年)、BCGワクチンの開発(初めての人体投与が一九二一年)、抗生物質の登場と導入(結核治療に用いられたストレプトマイシンの発見は一九四三年)以前から始まっている。ワクチンや抗生物質が、結核による死亡者の減少に貢献したことは疑いがない。しかし死亡率の低下曲線から見るかぎり、それらの影響は限定的だ。減少をもたらした要因として、栄養状態の改善、居住環境の改善、労働環境の改善、あるいはその複合的効果が考えられる。しかし、それらが結核死亡の減少にどの程度影響を与えたかについては、はっきりとはわかっていない。

第二章で述べたように、結核が流行するようになる以前、一一―一四世紀のヨーロッパではハンセン病が流行していた。それに続く世紀において、この疾病の流行はゆっくりと下火になっていった。当時、ハンセン病の原因はわかっておらず、治療法も確立されていなかった。患者の減少についていくつか説明がなされているが、いまだに謎は残る。

多くの専門家が、感染症の病原性は、病原体に固有のものと考えてきた。あるいは、宿主(患者)がもつ抵抗性との相対的な関係で決まると考えてきた。例えば、健康な人には病

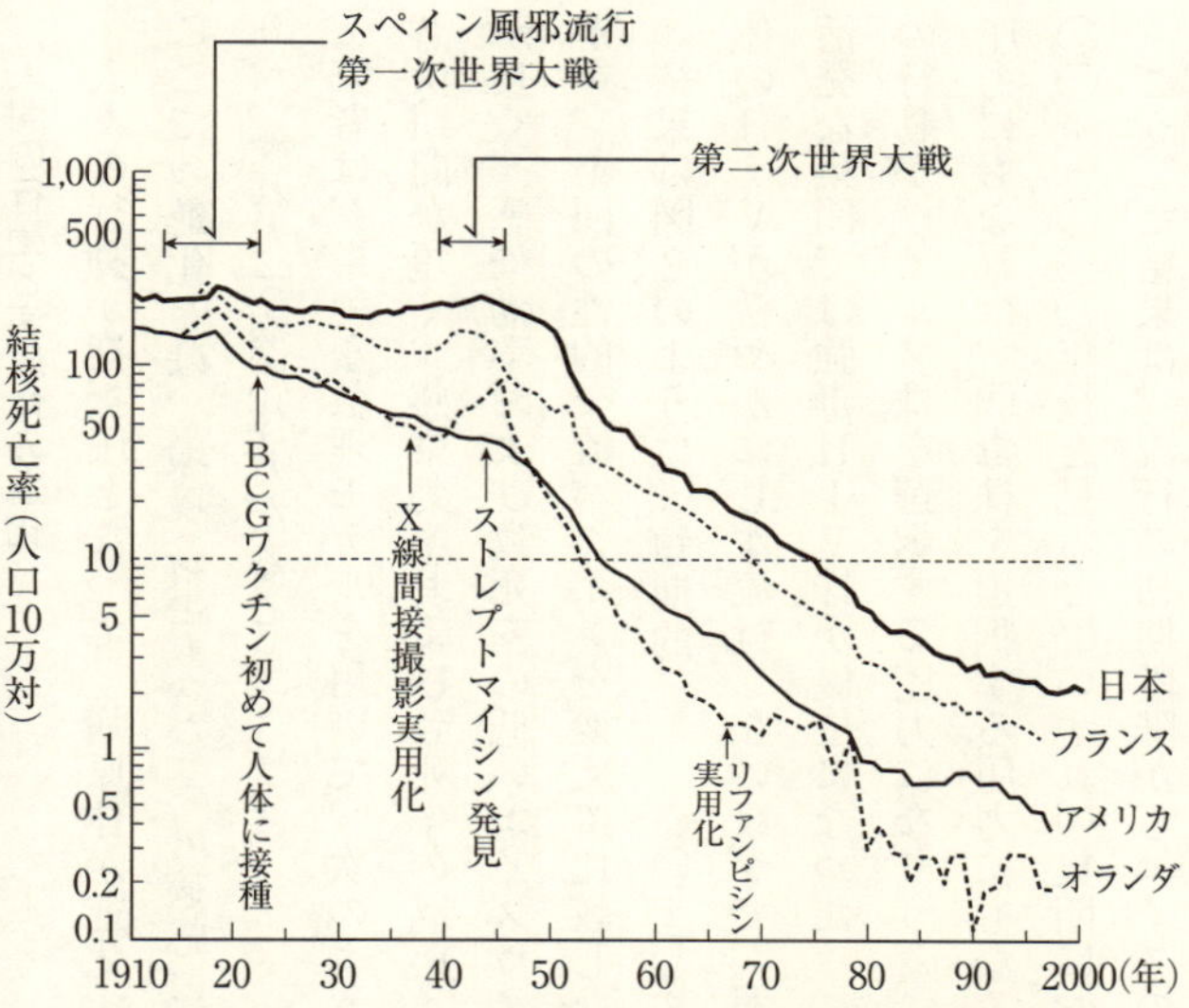

図1　結核死亡率の年次推移(厚生労働省健康局結核感染症課監：結核の統計 2004，結核予防会)

気を起こさない感染症でも、臓器移植後に免疫抑制剤の投与を受けている人や、後天性の免疫不全状態にある人にとっては、しばしば致命的なものになる。

しかし、一九世紀から二〇世紀にかけての結核による死亡者数の推移や、麻疹の病原性の変化は、病原体の「病原性」が固定されたものではなく、社会の変化や人々の暮らしぶりによっても変わるという可能性を示しているのではないだろうか。

人々の行動が選択圧となって、病原体が進化することがある。念のため付け加えると、ここでの進化とは、環境(宿主も含む)への適応によって病原体の性質が変化することであり、「優れた」病原体となることではない。

筆者は、単純な数理モデルを用いて、次のようなシミュレーションを行ったことがある。潜伏期間が短く、感染効率および致死率の高いエイズウイルス(強毒HIV株)と、潜伏期間が長く、感染効率および致死率の低いエイズウイルス(弱毒HIV株)がどのように流行するかを、集団の性的交流パターンを変えて比較した。

結果は図2のように、短期的(五－一〇〇年程度)には、性的交流が穏やかな集団では、全体のHIVが緩やかにしか流行しないなかで、弱毒HIV株が優位に流行し、性的交流が活発な集団では強毒HIV株が優位になった。このことは、エイズの流行において、人々の行動がウイルス株を選択する圧力になりうること、そしてその選択は強毒株を選択する圧力にもなれば、弱毒株を選択する圧力にもなることを意味する。ただし、さらに長い五〇〇－一〇〇〇年後を見ると、いずれの集団においても、弱毒株が優位になる。

こうした結果は、流行の初期段階からエイズの研究を行ってきたヤープ・ハウシュミットたちの研究結果ともよく一致する。

西欧社会でエイズが流行しはじめた一九八〇年代前半から、新規感染のピークを過ぎた一九九〇年代にかけて、アムステルダムの男性同性愛者を対象として追跡研究が行われた。エイズの平均潜伏期間は、同性愛者間の新規感染がピークを迎えた一九八〇年代後半で最

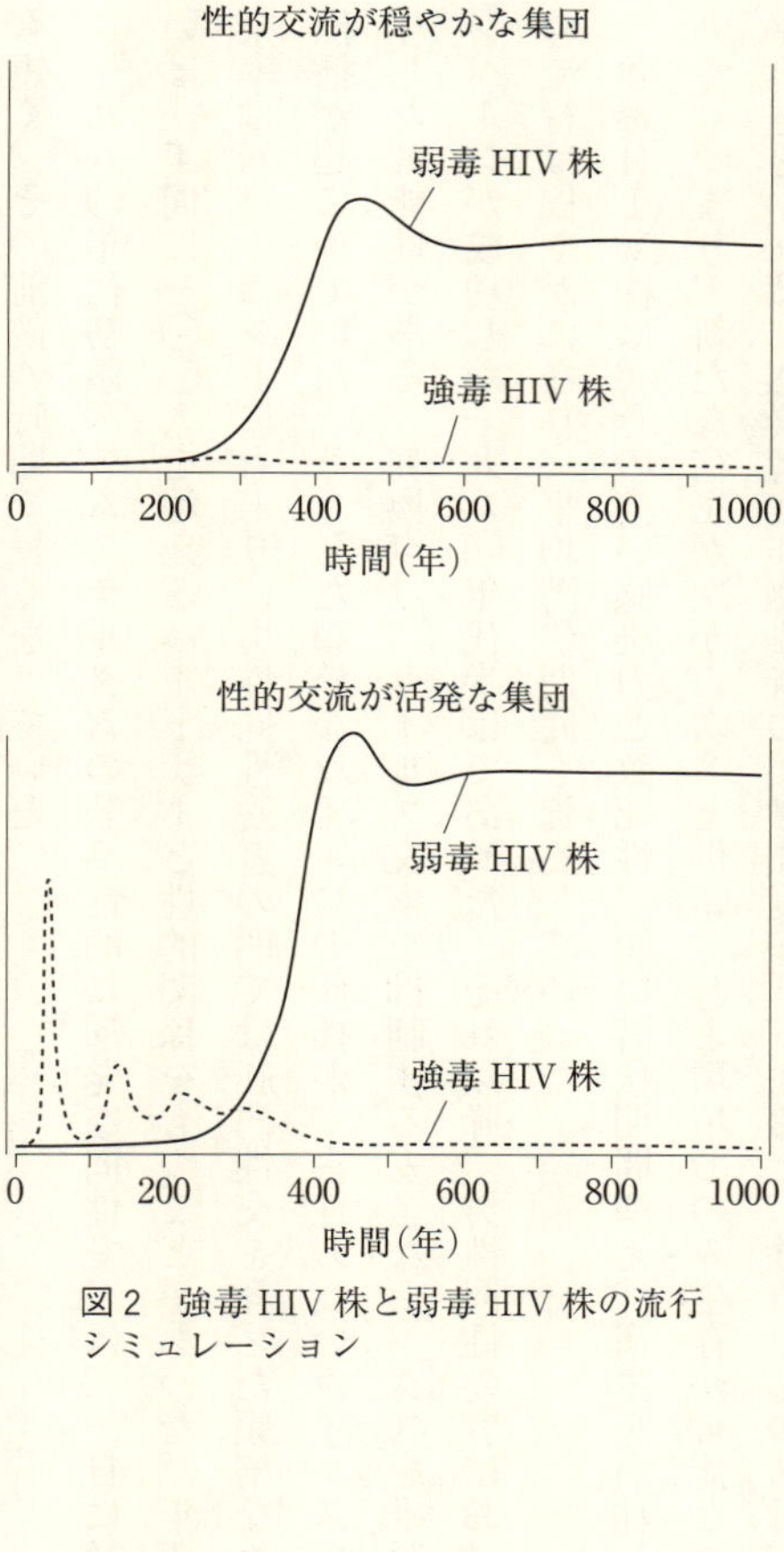

図2　強毒 HIV 株と弱毒 HIV 株の流行シミュレーション

も短く、その前後の時期で長くなっていた。

一九八〇年代初頭、アムステルダムの若く性的に活発な同性愛者は、一日に数人、あるいは一年間に一〇〇人を超えるパートナーと性的関係をもつことがあった。年間の新規感染率は八パーセントにも上り、男性同性愛者の間では肛門性交を介した頻繁なウイルスの伝播が起こっていた。そうした頻繁なウイルスの伝播が、毒性の高いウイルスの選択に寄与した可能性がある。転換点は、ウイルス交換を抑制する安全なセックスを推奨するキャンペーンが成功した一九八〇年代半ばであった。それ以降、男性同性愛者におけるＨＩＶの流行は穏やかになり、平均潜伏期間も延長していった。

強毒ＨＩＶ株は、その高い感染力と致死性、短い潜伏期間ゆえ、宿主を消耗しつくしていく。つまり、新たな宿主が次から次へと供給される環境でのみ生存が可能となる。別の言い方をすれば、感染者と非感染者の接触頻度が低下すると、強毒ウイルスは、自らがもつ「強毒」という性格ゆえに消滅することになる。そして長い目で見たとき、強毒ウイルスは、自らの生存を支える宿主集団（ＨＩＶ感染でいえば、性的交流の活発な集団）を巻き込みながら消えてゆき、潜伏期間が長く、感染効率と致死性の低い弱毒ウイルスが優位となる。このようにして、ウイルスとヒトとの間にある種の安定した関係が築かれていくのである。

病原体とヒトの共進化

そうした実例を私たちは、アフリカミドリザルのＳＩＶウイルスにみる。

ＨＩＶに類縁のＳＩＶ（サル免疫不全ウイルス）は、アフリカミドリザルに何千年、何万年にもわたって感染してきた。現在では、宿主にエイズを起こすことはない。しかし、かつてはエイズを引き起こしていたかもしれない。アフリカミドリザルが初めてＳＩＶに出会ったとき、感染したアフリカミドリザルの大半が死亡した可能性も否定できない。感染後に生き残った少数のオスとメスが子孫を作り、さらにその子孫のなかで感染後も生き残った少数の子孫が再び子孫を残すといったことが繰り返され、アフリカミドリザルはウイルスと共生できる宿主へと進化したのかもしれない。

一方病原体の側からみれば、病原体が感受性をもつ宿主に初めて出会ったとき、当然、その初期において、適応は完全なものではなく、徐々に適応が進んでいったであろうことは容易に想像がつく。病原体は、ある宿主から別の宿主へと感染を繰り返すなかで、宿主体内の総量を徐々に高めていこうとしたに違いない。適応が不完全であるほど、ウイルスは、体内の総量を高レベルに維持し、宿主から受ける淘汰に耐えようとしたことだろう。

その結果が、エイズの発症ということかもしれないという説がある。仮説に従えば、いったん適応すれば、もはや淘汰の圧力を受けることはない。宿主に病気を起こすことは自らの生存のために不利となる。そのため最終的には、ウイルスは宿主と安定した関係を築いていくことになる。

ゲーム理論や「進化的に安定な戦略」といった概念を生物学に持ち込み、二〇世紀の生物学に大きな影響を与えたジョン・メイナード＝スミスはさらに踏み込んで、病原体と宿主が個別に生存できるのであれば、自然選択は、それぞれに対し「利己的」に働くにちがいない。しかし、ウイルスのように宿主の存在なしには生存できない病原体への選択圧は、最終的には宿主の環境への適応度を高める方向に作用すると述べている。安定した関係となる以上に、ウイルスの存在が宿主の環境適応性を高めること、つまり宿主自身の生存可能性を高める可能性があることに、スミスは言及しているのである。

適応の限界

適応に完全なものはありえないし、環境が変化すれば以前の環境への適応は、逆に環境への不適応をもたらす。その振幅は適応すればするほど大きくなる。過ぎた適応の例を、私たちは、マラリアに対する進化的適応である鎌状赤血球貧血症に見た。過ぎた適応による副作用は、社会文化的適応にも見られる。狩猟がうまく行きすぎると、生態系のバランスは崩れる。牧畜がうまく行きすぎても牧草地は荒廃する。

ある種の適応が、いかに短い繁栄とその後の長い困難をもたらすか。

感染症と人類の関係についても、同じことが言えるのではないかと思う。

病原体の根絶は、もしかすると、行きすぎた「適応」といえなくはないだろうか。感染症の根絶は、過去に、感染症に抵抗性を与えた遺伝子を、淘汰に対し中立化する。長期的に見れば、人類に与える影響は無視できないものになる可能性がある。

歴史家であるウィリアム・マクニールは、「大惨事（カタストロフ）の保全」ということを述べている。人類の皮肉な努力としてマクニールは、アメリカ陸軍工兵団が挑んだミシシッピ川制圧の歴史を挙げる。ミシシッピ川は春になると氾濫し、流域は洪水に襲われた。一九三〇年代に入り、アメリカ陸軍工兵団は堤防を築き始め、ミシシッピ川の封じ込めに乗り出した。おかげで毎年の洪水は止んだ。しかし川底には年々、沈泥が蓄積し、堤防もそれにつれて高くなっていった。堤防の嵩上げは続いている。しかし、この川が地上一〇〇メートルを流れるようなことにはならない。いずれ破綻をきたす。そのとき、堤防建設以前に彼の地を襲っていた例年の洪水など及びもつかないような、途方もない被害が起こる可能性があるというのである。

中国でも、黄河流域で同じことが紀元前八〇〇年頃に行われていた。黄河が堤防を破壊して海に注ぐ近道を模索するたびに、広大な領域が洪水に襲われた。

同様に、感染症のない社会を作ろうとする努力は、努力すればするほど、破滅的な悲劇の幕開けを準備することになるのかもしれない。大惨事を保全しないためには、「共生」の考え方が必要になる。重要なことは、いつの時点においても、達成された適応は、決して「心地よいとはいえない」妥協の産物で、どんな適応も完全で最終的なものでありえないということを理解することだろう。心地よい適応は、次の悲劇の始まりに過ぎないのだから。

共生のコスト

二一世紀には、「共生」に基づく医学や感染症学の構築が求められていると考えている。しかし共生は、そのためのコスト、「共生のコスト」を必要とする。喩えて言えば、「ミシシッピ川における、堤防建設以前の例年程度の洪水」といったものかもしれない。

同じように、私たちの目の前には致死性を有する感染症がある。宿主であるヒトとまだ安定な関係を築いていない病原体も多い。医師として、医学に携わるものとして、そうした病原体によって奪われる生命(いのち)を見すごすことはできない。堤防を作って例年の洪水を防ぐことと同じように、私たちは、その悲劇に対処するための医学・医療を、部分的であるとはいえ手にしているのだから。

一方で、もしかすると、その積み重ねが大惨事につながるものかもしれないということを知ってもいる。

こうした問題に対処するための処方箋を、今の私はもっていない。しかし「共生」が、進むべき大きな道であることを確信している。だが、それによって対価を支払うことになる個人がいるとき、私たちは、この問題にどう応えていくべきか。

どちらか一方が正解だとは思えない。適応に完全なものがないように、共生もおそらくは「心地よいとはいえない」妥協の産物として、模索されなくてはならないものなのかもしれない。そして、それは、二一世紀を生きる私たちにとっての大きな挑戦ともなるのである。

付録　麻疹流行の数理

プロローグで述べた麻疹流行のモデル計算、集団免疫と平均感染年齢の関係について補足しておこう。

フェロー諸島における流行の再現

人口を七八〇〇人、潜伏期間を一〇日、感染性をもつ期間を一二日、基本再生産数を一四として、麻疹流行の単純な数理モデルを作った。

基本再生産数とは感染力の強さを示す値で、ある一人の感染者が感受性をもつ（免疫をもたない）人の集団に入ったとき、平均で何人が感染するかを表す。先行研究から、麻疹のそれを一四とした。

一八四六年の流行では死亡は少なかったことから、麻疹による死亡はなし、また、麻疹は強い免疫を与えることから一度感染した人は再感染しない、さらに、以前の麻疹流行から六五年以上流行がなかったため、住民はすべて免疫をもたない、住民の平均寿命は四五歳と仮定した。

結果を図に示す。流行開始から三〇日すぎに感染者数がピークに達しているが、その時点の感染者数は九五〇人（住民の約一二パーセント）ほどである。最終的に、約六九〇〇人（住民の約八八パーセント）が感染し、約六〇日で流行は終息した。

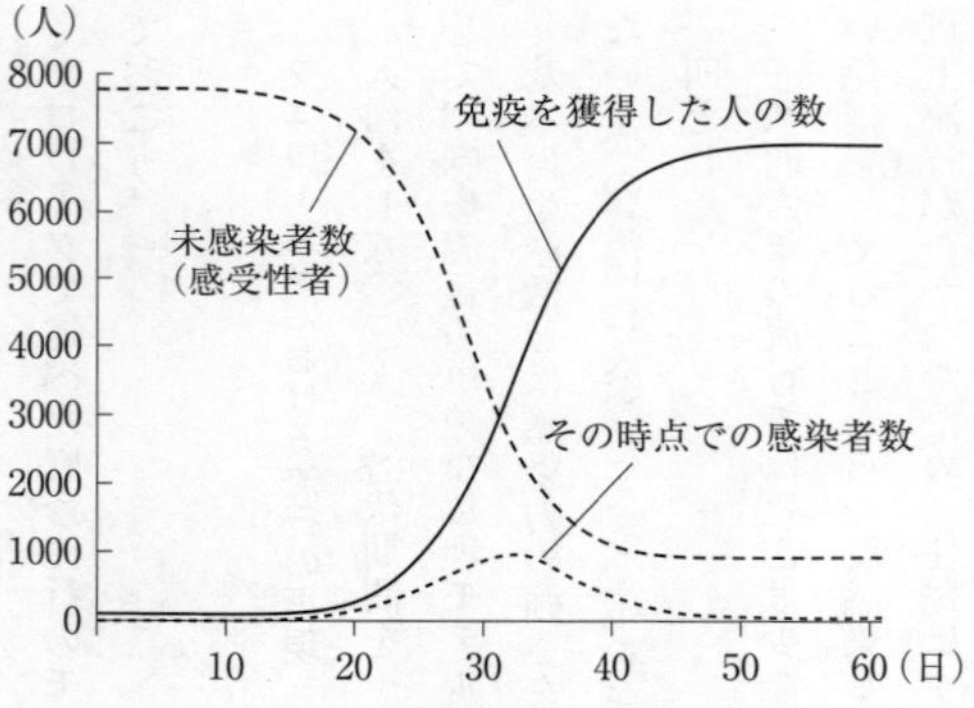

麻疹流行の再現

集団免疫

感染が広がると、免疫を獲得する人の割合が増加する。どのくらいの割合の人が免疫を獲得すれば感染症の流行を抑えることができるのだろうか。

麻疹の基本再生産数が一四とすれば、誰一人免疫をもたない段階では、最初の感染者は平均して他の一四人に麻疹を感染させる。もし、集団の五〇パーセントが免疫を獲得していたら、平均二次感染者数は半数の七人となる。九〇パーセントの人が免疫を獲得していたら、それは一・四人となる。

同様に、平均二次感染者数が一未満となるためには、九三パーセント以上の人が免疫を獲得すればよいことがわかる。

平均二次感染者数が一未満であれば、たとえ小規模な感染が起きたとしても、そうした流行はすぐに終息する。集団の免疫保有者の割合が感染症の流行を予防するのに十分高いとき、その集団は「集団免疫」をもつという。

基本再生産数が高いほど、集団免疫を獲得するために必要な免疫保有者の割合も高くなる。こうした計算は机上の話という気がするかもしれないが、この考え方はWHOが推進した天然痘根絶計画の基礎ともなった。

疫学的に、もう一つ重要なことがある。ある集団内に異なる性格の小集団が存在し、小集団間で基本再生産数が異なる場合、平均としての基本再生産数を取り上げることには意味がないということである。

平均感染年齢

感染力の強さと平均感染年齢の間には、一般的に上のような近似式が成立する。

$$基本再生産数 = 1 + \frac{平均寿命}{平均感染年齢}$$

基本再生産数を一四、平均寿命を八〇歳とすれば、平均感染年齢は六歳となる。これは、私たちが肌で感じている、平均的な麻疹の感染年齢に近い。

平均寿命が同じ社会では、感染力が強い(基本再生産数が大きい)ほど、感染が低年齢化する。つまり、感染力が強ければ、感受性をもつ新規参入者は、社会に参入したと同時に感染する可能性が高くなり、一方、感染力が弱ければ、暴露頻度は低くなり、感染年齢は上昇することになる。

集団でワクチンを接種した場合の効果と、さらには「小児の感染症」が大人に流行する現象についての考察は、以上のような背景に基づいている。

あとがきに代えて

本稿に関する打ち合わせを、編集者である千葉氏と神保町にある岩波書店で行い、もう少し面白い資料はないかと神田の古本屋街を逍遥していた。一誠堂、明倫館とのぞき、北沢書店二階の洋書部へ上がったその時、突然、足元が大きく二度揺れたかと思うと、書棚の本が音をたてて落ちた。二〇一一年三月一一日午後二時四六分のことだった。

首都圏では、列車の運行がすべて停止し、その夜東京は帰宅する人の群れで溢れた。震源は、牡鹿半島の東南東約一三〇キロメートル、深さ約二四キロメートル。太平洋プレートと北米プレートの境界域で、マグニチュード九・〇の海溝型地震が起きた。福島、宮城、岩手、東北三県の太平洋沿岸部は、地震によって発生した津波で壊滅的な被害を受けた。

震災直後から被災地に入り、緊急支援活動を開始した。

そんなある日、よく晴れた日の午後、海岸へ出てみた。破壊された堤防の傷跡は痛々しく、鉄橋は跡形もなく崩れ落ちている。折れ曲がった鉄路は、太陽の下で赤錆びた色を晒していた。空はあくまで青く、海はあくまで蒼い。穏やかな水面には、渡り鳥が羽を休めている。風が吹き渡る。波音に驚いたのか、渡り鳥が一斉に飛び立つ。水面が波打つ。どこまでも平和な光景が広がっていた。これが、地震や津波を引き起こした同じ惑星の営みであることに眩暈を覚えた。

本書の中で「共生とは、理想的な適応ではなく、決して心地よいとはいえない妥協の産物なのかもしれない」と述べた。心地よくない妥協の産物だとしても、共生なくして、私たち人類の未来はないと信じている。地球環境に対しても、ヒト以外の生物の所作である感染症に対しても。その上で、人類社会の未来を構想したいと、その時海を眺めながら改めて思った。

本書は、構想から約二年の歳月を経て完成した。

その間、二〇一〇年一月には、ハイチの首都ポルトープランスを地震が襲った。震災直後に国際緊急援助隊の一員として現地へ入った。二五万人を超える死者と三〇〇万人近い被災者を出したハイチでは、極限に近い状況で二週間の支援活動を行った。

二〇〇三年から〇四年にかけて、二〇人に満たない、ハイチ在住日本人の一人として、その地に暮らしたことがあった。さまざまな思い出が蘇った。雲ひとつない青い空に、軍用ヘリが飛んでいた。かつて暮らしていたアパートは全壊していた。同年一二月には、同地を襲ったコレラ対策のため再びハイチを訪れた。この流行では三〇万人近い人が感染し、一万人近い人が亡くなった。潘基文国連事務総長は、全世界に向けて緊急声明を出し支援を訴えた。

その直前の九月二〇日には、若き友人が逝った。「治療は長く厳しいものになることが予想されます。何年かかるかわかりませんが、必ず帰還しますので、その節はまた。ご自愛の上、益々ご活躍いただきますよう祈念申し上げます(無菌室にて)」という言葉を残して。四三歳というあまりに早い旅立ちであった。

ガーナ、ケニアとアフリカで働き、「アフリカ」が好きだった君を送る会場には、さだまさしが歌う『風に立つライオン』が流れていた。ビクトリア湖の朝焼け、一〇〇万羽のフラミンゴで暗くなる空、キリマンジャロの雪、闇の中ではじける祈り、激しいリズム、南十字星、満天の星、天の川……。アフリカの大自然のなかで、君は、風になったのだろうか。最後まで闘うことを私たちに教えて。曲のモデルとなった医師は、この曲が収録されたアルバムに次のような一文を寄せている。「この歌は現代人の心の不摂生のため、過剰にしみついた魂の脂肪に対する警告でもあるように聴こえる」と。

現在を生きることに思い上がっていないだろうか。そうであれば、いまもそしてこれからも申し訳が立たないと思った。そうした思いが、私をハイチへ、そして、震災直後の東北へと駆り立てた気がする。

犬養道子氏著の『人間の大地』の最後に『ローマ人たちへの手紙』からの引用がある。「けだし、万物は陣痛の苦の中でもだえつつ人の子ら(人間)の和解を待ち望む……」

本書を書くにあたって多くの方にお世話になった。謝辞を述べたい。まずは、長崎大学熱帯医学研究所国際保健学分野でともに働く仲間たち。彼らに感謝の気持ちを伝えたい。日々の研究や教育、実践を通した議論は、本書の中核的思想を形成する上で大きな役割を果たした。

秘書として研究室を支えてくれた崎谷恭子氏、白石さつき氏、林暁子氏にも、心からお礼申し上げる。資料の整理、そしてなにより予定が予見できない頻度で変わる私の日常は、彼女たちの支えなくしては、一日たりとも無事に過ごすことはできなかったに違いない。

次に研究補助員の藤井秀文君、江崎拓也君、大学院生の大木美香氏に感謝の気持ちを伝えたい。氏らには、論文の収集や整理、感染数理のモデル計算でお世話になった。

長崎大学片峰茂学長、さらにはボート部顧問である丹羽正美先生、二人の長年の恩師には、いつも励まされた。ここで感謝の意をあらためて表しておきたい。

最後になったが、岩波書店新書編集部の千葉克彦氏に心からの謝意を表したい。氏がいなければ、本書が完成することはなかった。最初の読者として、よき理解者であり、よき批評家であった氏は、概念的、独善的になりがちな議論を整理し、行くべき道を私の前に示してくれた。それが、漠然とした問題意識を、明確なかたちに導く上で、何にも代えがたい示唆となった。心からの感謝を捧げたい。

二〇一一年五月五日　端午の節句の日　杉並の自宅にて

山本太郎

Margulis, L. and Fester, R., Symbiosis as a source of evolutionary innovation, MIT Press, Cambrigde, 1991.
Veugelers, P. J. et al., Determinants of HIV disease progression among homosexual men registered in the tricontinental seroconverter study, *Am. J. Epidemiol.*, 140: 747-758, 1994.

family, *JAMA*, 303(7): 638-647, 2010.

Livingstone, F. B., Anthropological implications of sickle cell gene distribution in West Africa, *American Anthropologist*, 60: 533-562, 1958.

Miller, M. J., Industrialization, ecology and health in the tropics, *Canadian J. of Public Health*, 64: 11-16, 1973.

第6章

Goudsmit, J., エイズ—ウイルスの起源と進化, 山本太郎訳, 学会出版センター, 2001.

ローリー・ギャレット, カミング・プレイグ, 野中浩一・大西正夫訳, 河出書房新社, 2000.

Albert, R. et al., Error and attack tolerance of complex networks, *Nature*, 406: 378-382, 2000.

Bermejo, M. et al., Ebola outbreak killed 5000 gorillas, *Science*, 314(5805): 1564, 2006.

Eguchi, K. et al., Human T-Lymphotropic virus Type 1 (HTLV-1) genetic typing in Kakeroma Island, an island at the crossroads of Ryukyuans and Wajin in Japan, *J. of Med. Virol.*, 81: 1450-1456, 2009.

Leroy, E. M. et al., Fruit bats as reservoirs of Ebola virus, *Nature*, 438: 575-576, 2005.

Oshima, K. et al., A further insight into the origin of Human T-Lymphotropic virus Type 1 (HTLV-1) in Japan, *Tropical Medicine and Health*, 37(3): 121-123, 2009.

WHO, Acute respiratory syndrome, China, Hong Kong Special Administrative Region of China, and Viet Nam, *Weekly Epidemiol Rec.*, 78(11): 73-74, 2003.

エピローグ

スティーヴン・モース(編著), 突発出現ウイルス, 佐藤雅彦訳, 海鳴社, 1999.

フランク・ライアン, 破壊する創造者, 夏目大訳, 早川書房, 2011.

Keet, I. P. et al., Temporal trends of the natural history of HIV-1 infection following seroconversion between 1984 and 1993, *AIDS*, 10(13): 1601-1602, 1996.

Cambridge, 1992.
Morelli, G. et al., *Yersinia pestis* genome sequencing identifies patterns of global phylogenetic diversity, *Nat. Genet.*, 42(12): 1140-1143, 2010.
Russell, J. C., Late ancient and medieval population, *Transactions of the American Philosophical Society*, 48(3): 1-152, 1958.

第3章

ジャレド・ダイアモンド，銃・病原菌・鉄，倉骨彰訳，草思社，2000.
ロバート・デソウィッツ，コロンブスが持ち帰った病気—海を越えるウイルス，細菌，寄生虫，古草秀子訳，翔泳社，1999.
Bleakley, H., Disease and development: evidence from the American South, *J. of European Economic Association*, I, 376-386, 2003.
Wolf, S. and Goodell, H., Stress and disease, 2nd ed., Charles C. Thomas, Springfield, Illinois, 1968.

第4章

奥野克巳，帝国医療と人類学，春風社，2006.
グレゴリー・クラーク，10万年の世界経済史，久保恵美子訳，日経BP社，2009.
嶋田義仁，牧畜イスラーム国家の人類学，世界思想社，1995.
Curtin, P., Disease and Empire: the health of European troops in the conquest of Africa, Cambridge Univ. Press, 1998.
Johnson, N. and Mueller, J., Updating the accounts: global mortality of the 1918-1920 "Spanish" influenza pandemic, *Bulletin of the History of Medicine*, 76, table 1-5, 2002.
Patterson, K. D. and Pyle, G. F., The diffusion of influenza in sub-Saharan Africa during the 1918-1919 pandemic, *Soc. Sci. Med.*, 17(17): 1299-1307, 1983.
Steverding, D., 上掲.

第5章

Edelstein, S. J., The sickled cell: from myths to molecules, Harvard Univ. Press, Cambridge, Massachusetts, 1986.
Hawass, Z. et al., Ancestry and pathology in King Tutankhamun's

Jelliffe, D. B. et al., The children of the Hadza hunters, *Tropical Pediatrics*, 60: 907-913, 1962.

Lieban, R. W., Medical anthropology, in *Handbook of Social and Cultural Anthropology*, J. J. Hanigmann ed., 1031-1072, Rand McNally, Chicago, 1973.

Rich, S. M. et al., The origin of malignant malaria, *PNAS*, 106 (35): 14902-14907, 2009.

Simmons, I. G., Changing the face of the earth: culture, environment, history, Blackwell, Oxford, 1996.

Steverding, D., The history of African trypanosomiasis, *Parasites and Vectors*, 1: 3, 2008.

第2章

W.アーベル，農業恐慌と景気循環―中世中期以来の中欧農業及び人口扶養経済の歴史，寺尾誠訳，未來社，1972.

川喜田二郎，日本文化探検，講談社文庫，1973.

ウィリアム・H・マクニール，疫病と世界史，佐々木昭夫訳，新潮社，1985.

村上陽一郎，ペスト大流行―ヨーロッパ中世の崩壊，岩波新書，1983.

Boelaert, M. et al., The poorest of poor: a poverty appraisal of households affected by visceral leishamaniasis in Bihar, India, *Tropical Medicine and International Health*, 14(6): 639-644, 2009.

Donoghue, H. D. et al., Co-infection of *Mycobacterium tuberculosis* and *Mycobacterium leprae* in human archaeological samples: a possible explanation for the historical decline of leprosy, *Proc. Biol. Sci*, 272(1561): 389-394, 2005.

Durand, J. D., Historical estimates of world population: an evolution, *Population and Development Review*, 3(3): 253-296, 1977.

Hall, A. J., A lady from China's past, *The National Geographic*, 145: 660-681, 1974.

Langer, W. L., The black death, *Scientific American*, 210(2): 114-121, 1964.

Livi-Bacci, M., A concise history of world population, Blackwell,

参考文献

プロローグ

Andrewes, Sir C., Viruses of vertebrates, Williams and Wilkins, Baltimore, 1964.

Bech, V., Measles epidemics in Greenland 1951-1959, *American J. of Diseases of Childhood*, 103: 252, 1962.

Cockburn, T. A., Infectious diseases in ancient populations, *Current Anthropology*, 12: 45-62, 1971.

Panum, P. L., Observations made during the epidemic of measles on the Faroe Islands in the year 1846, American Publishing Association, New York, 1940.

第1章

ニコラス・ウェード，5万年前—このとき人類の壮大な旅が始まった，沼尻由紀子訳，イースト・プレス，2007.

大塚柳太郎・鬼頭宏，地球人口100億の世紀，ウェッジ，1999.

Black, F. L., Infectious diseases in primitive societies, *Science*, 187(4176): 515-518, 1975.

Bodian, D., Emerging concepts of poliomyelitis infections, *Science*, 122: 105-108, 1955.

Cockburn, T. A., 上掲.

Dolman, C. E., Botulism as a world health problem, in *Botulism: proceedings of a symposium*, K. H. Lewis and K. Cassel eds., 1964.

Gutierrez, M. C. et al., Ancient origin and gene mosaicism of the progenitor of *Mycobacterium tuberculosis*, *Plos pathogen*, 1(1): 55-61, 2005.

Hayakawa, T. et al., Big bang in the evolution of extant malaria parasites, *Mol. Biol. Evol.*, 25(10): 2233-2239, 2008.

Howell, F. C. and Boulière, F. eds., African ecology and human evolution, Aldine De Gruyter, New York, 2007.

Howell, N., Demographic anthropology, *Annual Review of Anthropology*, 15: 219-246, 1986.

山本太郎

1964年生まれ．1990年長崎大学医学部卒業．

医師，博士(医学，国際保健学)．

京都大学医学研究科助教授，外務省国際協力局を経て，長崎大学熱帯医学研究所教授．

専門は国際保健学，熱帯感染症学．アフリカ，ハイチなどで感染症対策に従事．

著書に『大震災のなかで 私たちは何をすべきか』(内橋克人編，岩波新書)，『ハイチ いのちとの闘い』(昭和堂)，『国際保健学講義』(学会出版センター)，訳書に『感染症疫学―感染性の計測・数学モデル・流行の構造』(昭和堂)，『エイズ―ウイルスの起源と進化』(学会出版センター) など

感染症と文明―共生への道　　岩波新書(新赤版)1314

2011年6月21日　第1刷発行
2024年4月26日　第9刷発行

著　者　山本太郎（やまもと たろう）

発行者　坂本政謙

発行所　株式会社 岩波書店
〒101-8002 東京都千代田区一ツ橋2-5-5
案内 03-5210-4000　営業部 03-5210-4111
https://www.iwanami.co.jp/

新書編集部 03-5210-4054
https://www.iwanami.co.jp/sin/

印刷製本・法令印刷　カバー・半七印刷

ISBN 978-4-00-431314-4　　Printed in Japan

岩波新書新赤版一〇〇〇点に際して

ひとつの時代が終わったと言われて久しい。だが、その先にいかなる時代を展望するのか、私たちはその輪郭すら描きえていない。二〇世紀から持ち越した課題の多くは、未だ解決の緒を見つけることのできないままであり、二一世紀が新たに招きよせた問題も少なくない。グローバル資本主義の浸透、憎悪の連鎖、暴力の応酬——世界は混沌として深い不安の只中にある。

現代社会においては変化が常態となり、速さと新しさに絶対的な価値が与えられた。消費社会の深化と情報技術の革命は、種々の境界を無くし、人々の生活やコミュニケーションの様式を根底から変容させてきた。ライフスタイルは多様化し、一面では個人の生き方をそれぞれが選びとる時代が始まっている。同時に、新たな格差が生まれ、様々な次元での亀裂や分断が深まっている。社会や歴史に対する意識が揺らぎ、普遍的な理念に対する根本的な懐疑や、現実を変えることへの無力感がひそかに根を張りつつある。そして生きることに誰もが困難を覚える時代が到来している。

しかし、日常生活のそれぞれの場で、自由と民主主義を獲得し実践することを通じて、私たち自身がそうした閉塞を乗り超え、希望の時代の幕開けを告げてゆくことは不可能ではあるまい。そのために、いま求められていること——それは、個と個の間で開かれた対話を積み重ねながら、人間らしく生きることの条件について一人ひとりが粘り強く思考することではないか。その営みの糧となるものが、教養に外ならないと私たちは考える。歴史とは何か、よく生きるとはいかなることか、世界そして人間はどこへ向かうべきなのか——こうした根源的な問いとの格闘が、文化と知の厚みを作り出し、個人と社会を支える基盤としての教養となった。まさにそのような教養への道案内こそ、岩波新書が創刊以来、追求してきたことである。

岩波新書は、日中戦争下の一九三八年一一月に赤版として創刊された。創刊の辞は、道義の精神に則らない日本の行動を憂慮し、批判的精神と良心的行動の欠如を戒めつつ、現代人の現代的教養を刊行の目的とする、と謳っている。以後、青版、黄版、新赤版と装いを改めながら、合計二五〇〇点余りを世に問うてきた。そして、いままた新赤版が一〇〇〇点を迎えたのを機に、人間の理性と良心への信頼を再確認し、それに裏打ちされた文化を培っていく決意を込めて、新しい装丁のもとに再出発したいと思う。一冊一冊から吹き出す新風が一人でも多くの読者の許に届くこと、そして希望ある時代への想像力を豊かにかき立てることを切に願う。

（二〇〇六年四月）

岩波新書より

自然科学

まちがえる脳	櫻井芳雄
知っておきたい地球科学	鎌田浩毅
人新世の科学	オズワルド・シュミッツ 日浦勉訳
イワナの謎を追う	石城謙吉
花粉症と人類	小塩海平
美しい数学入門	伊藤由佳理
統合失調症	村井俊哉
リハビリ 生きる力を引き出す	長谷川幹
がん免疫療法とは何か	本庶佑
ユーラシア動物紀行	増田隆一
津波災害〔増補版〕	河田惠昭
技術の街道をゆく	畑村洋太郎
抗生物質と人間◆	山本太郎
ゲノム編集を問う	石井哲也
霊長類 消えゆく森の番人	井田徹治
系外惑星と太陽系	井田茂
文明は〈見えない世界〉がつくる	松井孝典
首都直下地震◆	平田直
南海トラフ地震	山岡耕春
ヒョウタン文化誌	湯浅浩史
人物で語る数学入門	高瀬正仁
桜	勝木俊雄
エピジェネティクス	仲野徹
算数的思考法◆	坪田耕三
地球外生命 われわれは孤独か	長沼毅 井田茂
科学者が人間であること	中村桂子
富士山 大自然への道案内◆	小山真人
近代発明家列伝	橋本毅彦
川と国土の危機 水害と社会	高橋裕
適正技術と代替社会◆	田中直
四季の地球科学	尾池和夫
地下水は語る	守田優
キノコの教え	小川眞
宇宙から学ぶ ユニバソロジのすすめ	毛利衛
心と脳	安西祐一郎
職業としての科学	佐藤文隆
ぶらりミクロ散歩	田中敬一
冬眠の謎を解く	近藤宣昭
人物で語る化学入門	竹内敬人
宇宙論入門◆	佐藤勝彦
岡潔 数学の詩人◆	高瀬正仁
タンパク質の一生	永田和宏
疑似科学入門	池内了
火山噴火	鎌田浩毅
数に強くなる◆	畑村洋太郎
人物で語る物理入門 上・下	米沢富美子
日本の地震災害◆	伊藤和明
宇宙人としての生き方	松井孝典
旬の魚はなぜうまい◆	岩井保
私の脳科学講義	利根川進
宇宙からの贈りもの◆	毛利衛
市民科学者として生きる	高木仁三郎
科学の目 科学のこころ◆	長谷川眞理子

(2023.7)　◆は品切，電子書籍版あり．

岩波新書より

社会

女性不況サバイバル　竹信三恵子
パリの音楽サロン　青柳いづみこ
持続可能な発展の話　宮永健太郎
皮革とブランド 変化するファッション倫理　西村祐子
動物がくれる力 教育、福祉、そして人生　大塚敦子
政治と宗教　島薗進編
超デジタル世界　西垣通
現代カタストロフ論　金子勝・児玉龍彦
「移民国家」としての日本　宮島喬
迫りくる核リスク 〈核抑止〉を解体する　吉田文彦
記者がひもとく「少年」事件史　川名壮志
中国のデジタルイノベーション　小池政就
これからの住まい　川崎直宏
検察審査会　デイビッド・T・ジョンソン・平山真理・福来寛

ドキュメント〈アメリカ世〉の沖縄　宮城修
東京大空襲の戦後史　栗原俊雄
土地は誰のものか　五十嵐敬喜
民俗学入門　菊地暁
企業と経済を読み解く小説50　佐高信
視覚化する味覚　久野愛
ロボットと人間 人とは何か　石黒浩
ジョブ型雇用社会とは何か　濱口桂一郎
法医学者の使命 「人の死を生かす」ために　吉田謙一
異文化コミュニケーション学　鳥飼玖美子
モダン語の世界へ　山室信一
時代を撃つノンフィクション100　佐高信
労働組合とは何か　木下武男
プライバシーという権利　宮下紘
地域衰退　宮崎雅人
江戸問答　田中優子・松岡正剛

広島平和記念資料館は問いかける　志賀賢治
コロナ後の世界を生きる　村上陽一郎編
リスクの正体　神里達博
紫外線の社会史　金凡性
「勤労青年」の教養文化史　福間良明
5G 次世代移動通信規格の可能性　森川博之
客室乗務員の誕生　山口誠
「孤独な育児」のない社会へ　榊原智子
放送の自由　川端和治
社会保障再考 〈地域〉で支える　菊池馨実
生きのびるマンション　山岡淳一郎
虐待死 なぜ起きるのか、どう防ぐか　川崎二三彦
平成時代◆　吉見俊哉
バブル経済事件の深層　奥山俊宏・村山治
日本をどのような国にするか　丹羽宇一郎
なぜ働き続けられない？ 社会と自分の力学　鹿嶋敬
物流危機は終わらない　首藤若菜

岩波新書より

岩波新書より

金沢を歩く　山出　保
ドキュメント　豪雨災害　稲泉　連
ひとり親家庭　赤石千衣子
女のからだ　フェミニズム以後　荻野美穂
〈老いがい〉の時代◆　天野正子
子どもの貧困 II　阿部　彩
性と法律　角田由紀子
ヘイト・スピーチとは何か◆　師岡康子
生活保護から考える◆　稲葉　剛
かつお節と日本人　宮内泰介、藤林　泰
家事労働ハラスメント　竹信三恵子
福島原発事故　県民健康管理調査の闇◆　日野行介
電気料金はなぜ上がるのか◆　朝日新聞経済部
おとなが育つ条件　柏木惠子
在日外国人〔第三版〕　田中　宏
まち再生の術語集　延藤安弘
震災日録　記憶を記録する◆　森　まゆみ
原発をつくらせない人びと　山秋　真

社会人の生き方◆　暉峻淑子
構造災　科学技術社会に潜む危機　松本三和夫
家族という意志◆　芹沢俊介
ルポ　良心と義務　田中伸尚
夢よりも深い覚醒へ◆　大澤真幸
3・11 複合被災◆　外岡秀俊
子どもの声を社会へ　桜井智恵子
就職とは何か◆　森岡孝二
日本のデザイン　原　研哉
ポジティヴ・アクション　辻村みよ子
脱原子力社会へ◆　長谷川公一
希望は絶望のど真ん中に　むのたけじ
アスベスト　広がる被害　大島秀利
原発を終わらせる　石橋克彦編
日本の食糧が危ない　中村靖彦
希望のつくり方　玄田有史
生き方の不平等◆　白波瀬佐和子
同性愛と異性愛　風間　孝、河口和也
新しい労働社会　濱口桂一郎

世代間連帯　上野千鶴子、辻元清美
道路をどうするか　五十嵐敬喜、小川明雄
子どもの貧困　阿部　彩
子どもへの性的虐待◆　森田ゆり
テレワーク　「未来型労働」の現実　佐藤彰男
反貧困　湯浅　誠
不可能性の時代　大澤真幸
地域の力　大江正章
少子社会日本　山田昌弘
親米と反米　吉見俊哉
「悩み」の正体　香山リカ
変えてゆく勇気◆　上川あや
戦争で死ぬ、ということ　島本慈子
ルポ　改憲潮流　斎藤貴男
社会学入門　見田宗介
冠婚葬祭のひみつ　斎藤美奈子
少年事件に取り組む　藤原正範
悪役レスラーは笑う◆　森　達也
いまどきの「常識」◆　香山リカ

(2023.7)　◆は品切，電子書籍版あり．(D3)